La Bibbia dello Yoga per Principianti

30 Posizioni Essenziali Illustrate
per una Salute Migliore,
Sollievo dallo Stress e Perdita di Peso

Charice Kiernan

© Copyright di Charice Kiernan (**charicekiernan.com**) – Tutti i diritti riservati.

Non è in alcun modo legale riprodurre, duplicare o trasmettere alcuna parte di questo documento in forma elettronica o stampata. La registrazione di questa pubblicazione è severamente vietata e non è permessa alcuna archiviazione di questo documento senza previa autorizzazione scritta dell'editore.

Le informazioni fornite nella presente sono dichiarate veritiere e coerenti e la responsabilità, in termini di disattenzione o altro, dell'utilizzo o abuso di qualunque politica, processo o indicazioni contenute, è di sola e completa pertinenza del lettore destinatario. In nessuna circostanza, la responsabilità o colpa legale saranno attribuibili all'autore per alcuna riparazione, danno o perdita di denaro dovuti alle informazioni contenute di seguito, né direttamente né indirettamente.

Le informazioni contenute di seguito sono offerte a scopo esclusivamente illustrativo e il loro utilizzo è universale. La presentazione delle informazioni non è accompagnata da contratto o alcun tipo di garanzia.

Disconoscimento di Responsabilità per Applicazioni Mediche: Le idee e i suggerimenti contenuti nel libro non sono volti ad essere un sostituto delle consulenze del tuo medico. Tutte le questioni relative alla tua salute richiedono supervisione medica.

Declinazione Legale di Responsabilità: tutte le foto utilizzate in questo libro sono di proprietà dell'autore, oppure l'autore ne possiede licenza per utilizzo commerciale, oppure sono di pubblico dominio.

Indice

Introduzione..8

PARTE 1: LA TUA PRATICA DELLO YOGA

1. Che Cos'è lo Yoga..14
    La Storia dello Yoga
    Yoga Moderno

2. Benefici dello Yoga per la Salute........................22
    Lo Yoga Aumenta Flessibilità ed Equilibrio
    Lo Yoga Riduce lo Stress
    Lo Yoga Allevia il Dolore Lombare
    Lo Yoga Migliora la Salute Cardiovascolare
    Lo Yoga Riduce la Pressione Sanguigna Elevata

3. Come Eseguire una Posizione yoga....................32

4. Posizioni yoga: Introduzione..............................36

5. Posizioni yoga per Principianti..........................38
    1. Saluto con le Mani Sollevate – Urdhva Hastasana
    2. Posizione del Cavallo Volante (Variante) – Vatayanasana
    3. Posizione dell'Albero – Vrksasana
    4. Posizione dello Stupa Buddhista – Utkatasana (Avanzato)
    5. Posizione delle Mani sotto i Piedi – Padahastasana

6. Posizione Piegamento in Avanti da Seduti – Paschimottanasana

7. Cane a Testa in Giù – Adho Mukha Svanasana

8. Posizione del Cobra – Bhujangasana

9. Posizione della Locusta – Shalabasana

10. Posizione della Barca (Variante) – Paripurna Navasana

6. Posizioni yoga avanzate...............................64

11. Posizione della Sedia Ruotata – Parivrtta Utkatasana

12. Posizione dell'Arco – Utthita Ardha Dhanurasana

13. Affondo Basso – Anjaneyasana

14. Posizione del Cammello – Ustrasana

15. Posizione del Piccione Reale – Rajakapotasana

16. Posizione Testa sul Ginocchio – Janu Sirsasana

17. Plank / Posizione del Bastone a Terra – Chaturanga Dandasana

18. Posizione della Barca completa – Paripurna Navasana

19. Posizione della Panca all'insù – Purvottanasana

20. Posizione dell'Aratro – Halasana

7. Posizioni yoga per esperti................................94

21. Posizione Fronte al Ginocchio in Piedi – Dandayamana Janushirasana

22. Posizione del Mezzo Loto in Equilibrio – Padangustha Padma Utkatasana

23. Posizione della Gru (Corvo) – Bakasana

24. Posizione della Gru (Corvo) con Due Gambe Laterali – Dwi Pada Koundinyasana

25. Posizione del Dondolo – Lolasana
26. Posizione con Pressione sulle Braccia – Bhujapidasana
27. Posizione del Piccione Reale su Una Gamba – Eka Pada Rajakapotasana
28. Posizione Seduta ad Angolo con Piegamento – Upavistha Konasana
29. Mezza Verticale – Ardha Adho Mukha Vrksasana
30. Verticale – Adho Mukha Vrksasana

PARTE 2: APPROFONDIRE LA TUA PRATICA DELLO PRATICA

8. I Fondamenti della Tua Pratica dello Yoga.......130
Consapevolezza del Respiro
Posizione del Cadavere – Shavasana

9. Come Rendere lo Yoga un'Abitudine.................138
Che cosa sono le Abitudini?
Trasformare lo Yoga in un'abitudine

10. Gli Otto Passi dello Yoga....................................146
Yama
Niyama
Asana
Pranayama
Pratyahara
Dharana
Dhyana
Samadhi

11. Come Meditare..158
    Che Cos'è La Meditazione
    La Tua Prima Meditazione
    Come Sedersi in Meditazione
    Come Meditare
    Quando Meditare
    Quanto Spesso e Per Quanto Tempo Dovresti Meditare
    Strumenti Utili

12. BONUS: Script di Rilassamento Guidato.........166

Conclusione...170

Notes..172

Introduzione

Vorrei ringraziarti per aver acquistato questo libro, '*La Bibbia dello Yoga per Principianti: 30 Posizioni Essenziali Illustrate Per una Salute Migliore, Sollievo dallo Stress e Perdita di Peso.*

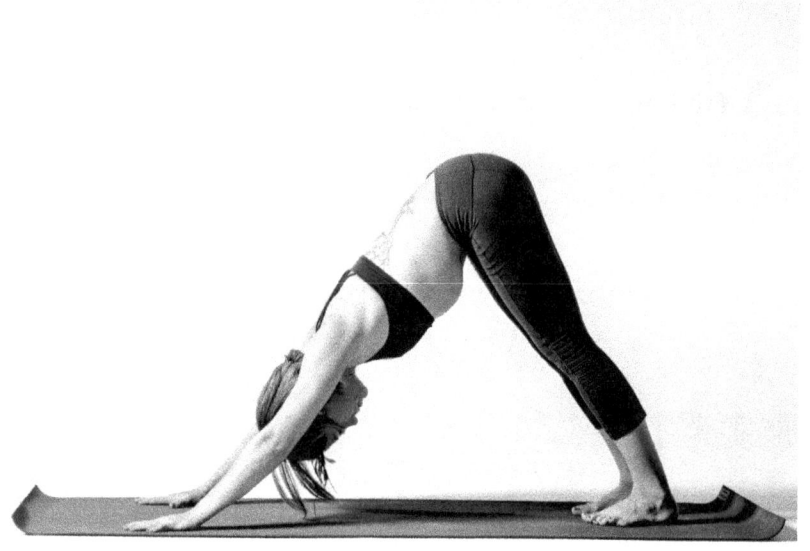

Lo yoga sta diventando sempre più popolare. La quantità di americani che pratica regolarmente yoga è aumentata da 20,4 milioni nel 2012 alla sorprendente cifra di 36 milioni nel 2016, secondo un recente sondaggio condotto da *Yoga Journal* e *Yoga Alliance*. Questi numeri sono praticamente raddoppiati in soli quattro anni! Inoltre, il 90% degli americani ha sentito parlare dello yoga almeno una volta e una persona su tre l'ha provato almeno una volta.

Potresti essere uno di loro ed essere interessato a scoprire di più sullo yoga.

Be', sei nel posto giusto: **questo libro ti aiuterà a costruire la tua pratica dello yoga!**

Viviamo in un mondo frenetico nel quale i nostri sensi vengono continuamente stimolati. Non abbiamo mai avuto più comodità di quelle che abbiamo ora. E sai che aprendo Google nel tuo browser hai accesso ad una quantità di informazioni maggiore di quelle che aveva a disposizione Bill Clinton quando era presidente?

Tuttavia, questo progresso ha un prezzo. Siamo costantemente tentati dal rimanere in contatto con tutti e andare a caccia dei più recenti oggetti scintillanti sul mercato. Ad esempio, il 64% degli impiegati soffre di elevati livelli di stress, secondo un sondaggio del 2014 ComPsych® Corporation. E la American Heart Association riporta che circa il 70% degli americani adulti sono sovrappeso od obesi! (1)

Ovviamente qui c'è uno squilibrio.

Lo yoga ti può aiutare a ristabilire l'equilibrio tra mente e corpo.

Uno studio ha dimostrato che lo yoga – anche quando viene praticato per la primissima volta! – riesce a normalizzare i livelli dell'ormone dello stress, il cortisolo.

Il Dott. Dean Ornish l'ha spiegato meravigliosamente nel documentario 'Yoga Unveiled':

"Lo yoga non ti dà un senso di pace, salute o benessere. Non è come prendere il valium. Piuttosto, ti aiuta a calmare mente e corpo. In questo modo puoi sperimentare la tua vera natura, cioè la quiete che dura fino a che non c'è un turbamento."

Leggendo questo libro scoprirai perché persone di successo come Hillary Clinton, Ryan Gosling e Arianna Huffington lavorano sul materassino per sperimentare i potenti risultati dello yoga.

Imparerai che cos'è lo yoga e che benefici può apportare per una buona salute. Il nucleo di questo libro è rappresentato dalle 30 posizioni yoga presentate, che puoi praticare a casa. Sono suddivise in posizioni per principianti, avanzate e per esperti.

Oggi è il giorno in cui puoi fare il **primo passo** per **cambiare la tua vita**.

Perciò cominciamo: sei pronto?

Charice Kiernan
charicekiernan.com

PARTE 1: LA TUA PRATICA DELLO YOGA

1. Che Cos'è lo Yoga

"Lo yoga non ci distoglie dalla realtà o dalle responsabilità della vita di ogni giorno, ma piuttosto ci pone in contatto in maniera più stabile e decise con la base pratica dell'esperienza. Non trascendiamo le nostre vite; torniamo alla vita che avevamo abbandonato sperando in qualcosa di meglio."

Donna Farhi

Insegnamento Chiave*: Lo yoga viene praticato da migliaia di anni. La parola yoga significa 'unione'. Era originariamente pensato come sentiero per raggiungere l'illuminazione. Come tale, il suo obiettivo principale era quello di trascendere la mente e il corpo. Nello yoga moderno, specialmente nel mondo occidentale, la parola yoga ha assunto un significato più letterale: un'unione tra il corpo e la mente. La consapevolezza è l'aspetto più importante dello yoga.*

Lo yoga è una pratica che ha origine in India, con radici che risalgono a migliaia di anni fa. La parola yoga significa 'unione'. Lo yoga era originariamente pensato come sentiero per realizzare la propria vera natura o, in altre parole, l'illuminazione.

Nella tradizione yoga, lo yoga era inteso come unione di sé

con l'origine della creazione. Nello yoga moderno, specialmente nel mondo occidentale, la parola yoga ha assunto un significato più letterale: un'unione tra il corpo e la mente.

***

La Storia dello Yoga

La pratica dello yoga si concentra principalmente sul trascendere la mente e non sul corpo fisico, cosa che invece è più comune nello yoga moderno. Nei testi classici come gli Yoga Sutras di Patanjali, l'attenzione è posta soprattutto sulla meditazione e meno sugli asana, o posizioni yoga.

Nel tempo si è sviluppato il Tantra yoga, che ha accettato il fatto che questo mondo sia una manifestazione della realtà ultima. Dobbiamo accettare la nostra condizione presente, ma allo stesso tempo dobbiamo comprenderla in maniera diversa, in maniera trasfigurata. Questo, nella pratica, significa vedere l'origine divina di tutte le cose che ci circondano. Pensa a come una ragazzina esplora il mondo attorno a sé. Può essere completamente affascinata dalle piccole meraviglie di questo mondo, come ad esempio i bellissimi colori dei fiori o uno scarabeo che corre nell'erba. Potremmo tutti agire in questo modo nella nostra vita di ogni giorno.

Il tantra yoga ha introdotto una nuova relazione con il corpo fisico. Dove i sentieri degli asceti vedevano il corpo e i suoi desideri come qualcosa che era necessario trascendere, il tantra yoga insegna che c'è solo una realtà suprema che include il nostro corpo e il nostro mondo. Coscienza e materia non sono separate, ma sono due estremità di uno spettro indivisibile, come i due poli di una calamita. Di conseguenza il corpo era visto come un tempio della divinità che aveva bisogno di essere mantenuto in forma per prepararsi alla realizzazione spirituale.

Questo ha portato alla creazione dell'Hatha yoga, che è un'ampia collezione di esercizi che includono asana (posizioni), pranayama (controllo del prana, i sottili flussi di energia nel respiro), bandha (blocchi del corpo) e mudra (gesti delle mani). Con la pratica di questi esercizi, uniti alla meditazione, il praticante mira ad acquisire la conoscenza del sé e a realizzare definitivamente il proprio vero Io.

Tuttavia, non era solo una questione di pratica seguita dall'aspettativa di ottenere automaticamente la propria realizzazione. Alla fine, la realizzazione di sé era un dono elargito al praticante per grazia. Di conseguenza la persistenza nella pratica non era garanzia di illuminazione e la pratica funzionava meglio se andava di pari passo con il distaccamento dai risultati.

Tutti gli stili di yoga fisico che vediamo nelle odierne lezioni di yoga in Occidente utilizzano posizioni che hanno origine dall'Hatha yoga – e quindi dal Tantra yoga. Stili come Ashtanga, Vinyasa Flow, Power yoga o Yin yoga, per citarne solo alcuni. Una buona analogia potrebbe essere confrontare il Tantra yoga con l'acqua e i molti altri stili diversi con le bevande come cola, succo d'arancia o caffè. Ogni bevanda ha un sapore diverso, ma l'ingrediente principale è sempre l'acqua.

Lo yoga venne introdotto per la prima volta nel mondo Occidentale quando Swami Vivekananda mise piede sul suolo americano nel 1893 per dirigersi al Parlamento delle Religioni tenutosi a Chicago.

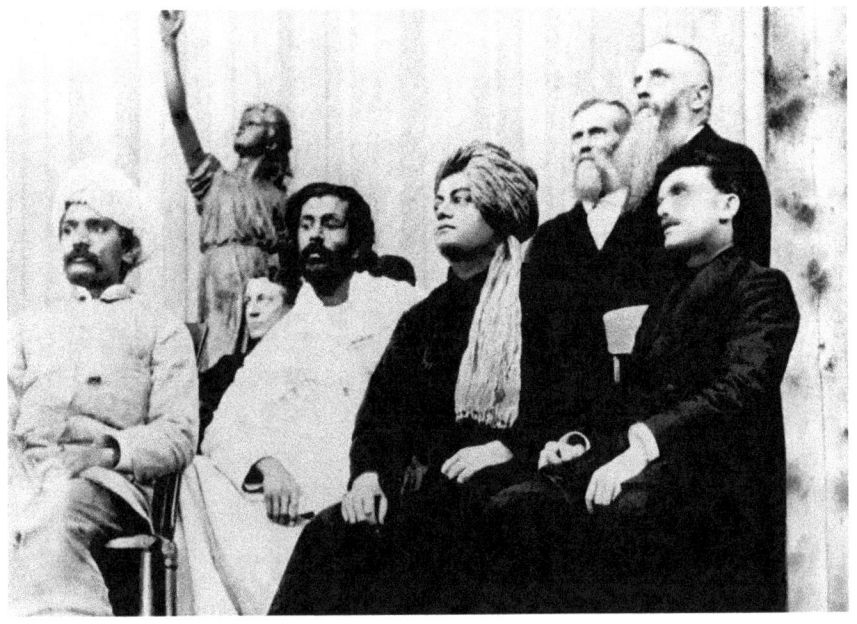

Swami Vivekananda presso il Parlamento delle Religioni tenutosi a Chicago

Portò con sé un messaggio di tolleranza, necessaria nel mondo odierno come lo era nel 1893. Condivise la storia di una rana che viveva in un pozzo. La rana non aveva mai abbandonato il pozzo e pensava che esso fosse la più grande riserva d'acqua del pianeta. Un giorno, un'altra rana venne a visitarla nel suo pozzo. Questa rana proveniva dal mare. Quando la rana del mare disse alla rana del pozzo che il mare era molto più grande del pozzo, l'altra rana non le credette e si arrabbiò, mandando via la rana del mare dal suo pozzo. Vivekananda fece notare che le persone di religioni diverse siedono tutte nel proprio piccolo pozzo e pensano che il proprio pozzo corrisponda al mondo intero.

***

Yoga Moderno

All'inizio del ventesimo secolo, Yogananda si trasferì negli USA e portò con sé i suoi insegnamenti yoga. Negli anni '40, Indra Devi aprì uno studio yoga a Hollywood, dopo aver studiato con il famoso guru indiano di yoga Sri Tirumalai Krishnamacharya. Era considerato il padre dello yoga moderno. Krishnamachary era anche l'insegnante di B.K. S. Iyengar, il fondatore dello yoga Iyengar e di K. Pattabhi Jois, il fondatore del popolare Ashtanga yoga. Questi stili sono diventati molto popolari in Occidente e hanno anche ispirato la nascita di altri stili moderni come Vinyasa, Bikram e Yin yoga.

Lo yoga moderno ruota attorno all'unione tra corpo e mente. Questa connessione viene oggigiorno spesso persa, comportando un aumento eccessivo di stress e obesità. Il corpo e la mente interagiscono costantemente l'uno con l'altra. Se pratichi yoga, questo non sarà più un semplice concetto intellettuale, ma sarà qualcosa che sperimenterai dentro di te. Come disse il famoso insegnante di yoga Swami Sivananda di Rishikesh: *"Un'oncia di pratica vale più di una tonnellata di teoria."*

Molte persone sono spesso 'perse nei propri pensieri', per così dire, e poco in contatto con il proprio corpo. Alcune addirittura vedono il proprio corpo solo come un mezzo per trasportare letteralmente la testa alle varie riunioni! Concentrando la tua attenzione sul respiro o su una parte del tuo corpo, puoi ristabilire la connessione tra mente e corpo. Quando tranquillizzi il corpo con la consapevolezza, calmi allo stesso tempo anche la mente.

Se c'è una cosa che dovresti ricordare leggendo questo libro è che:

*La **Consapevolezza** è la caratteristica più importante dello yoga.*

Quando si pratica la Posizione delle Mani Sotto i Piedi, ad esempio, è del tutto irrilevante riuscire a toccarsi le dita dei piedi o essere in grado di raggiungere soltanto le ginocchia. Ciò che imposta è lo stato della tua mente. La flessibilità arriverà con il tempo.

Ricorda che, a differenza di altri tipi di esercizio, lo yoga non consiste nello spingere sempre più in là i propri limiti fisici, ma nel trasformare la mente. Se ti confronti con le persone più flessibili attorno a te, questo annullerà lo scopo dell'esercizio. Quando ti senti vinto, o sei tentato di lasciar perdere, ricordati lo scopo dello yoga: portare unione tra corpo e mente. La tua mente ora è agitata, ma se perseveri e continui a praticare sarai in grado di bloccare le fluttuazioni della mente, almeno temporaneamente. E ti sentirai molto meglio nel tuo corpo!

Come prossima cosa, daremo un'occhiata più da vicino ai benefici dello yoga per la salute.

2. Benefici dello Yoga per la Salute

"*Mi ha completamente trasformata fisicamente. Ho scoperto di avere una forza che non avrei mai immaginato di avere. E mentalmente, voglio dire, mi ha insegnato ad essere paziente e a lasciar correre e credo che abbia davvero cambiato il mio atteggiamento psicologico.*"

Gwyneth Paltrow

Insegnamento Chiave: *La pratica dello yoga è molto benefica per la tua salute. Lo yoga aumenta flessibilità ed equilibrio, riduce lo stress, allevia i dolori lombari, migliora la salute cardiovascolare e riduce la pressione sanguigna elevata. E questa è solo la punta dell'iceberg. Le ricerche scientifiche sui benefici dello yoga per la salute sono ancora un campo in via di sviluppo. Con il passare del tempo, la quantità di studi scientifici che che supportano le indicazioni dello yoga sulla salute non potranno fare altro che crescere. Fare yoga può cambiarti la vita!*

Se partecipi ad una lezione di yoga, è probabile che il tuo insegnante condivida questo frammento di saggezza, mentre cerchi di mantenere correttamente la Posizione della Sedia Ruotata. "*Se scegli di vedere tutto come un miracolo, allora questo momento è perfetto. Non c'è nulla a cui correre, non *c'è nient'altro da fare. Sii semplicemente qui, ora e permetti a ciò che è di essere."*

A seconda del tuo insegnante di yoga, lo yoga potrebbe esserti spiegato come prima cosa in termini piuttosto esoterici. Alcuni concetti yoga, semplicemente, non sono molto chiari da spiegare.

"You say to-may-to, I say to-mah-to", giusto?

Tuttavia, per favore non scartare lo yoga solo perché il linguaggio utilizzato da un insegnante o praticante di yoga per descrivere lo yoga non è in sintonia con te. Spero che questo libro sia sufficientemente semplice e chiaro da farti continuare!

Ma anche se non lo è... continua a leggere. Cogli il lato positivo. Non buttare via il bambino con l'acqua sporca.

Mentre la ricerca scientifica occidentale si mette al passo nello studio degli effetti fisici dello yoga, vengono pubblicate sempre più prove schiaccianti sui benefici fisici dello yoga. Ed è di questo che parla questo capitolo.

La seguente è una panoramica dei benefici sulla salute dimostrati derivanti dalla pratica dello yoga, tutti basati su ricerche scientifiche.

***

Lo Yoga Aumenta Flessibilità ed Equilibrio

Molte persone hanno uno stile di vita sedentario, cioè fanno pochissima attività fisica. Unisci questo allo stress cronico di cui soffrono molte persone e non ti sorprenderà il fatto che un sacco di persone soffrono di tensione e rigidità del corpo. Anche e muscoli ischiocrurali rigidi influiscono sulla postura e di conseguenza possono forzare le articolazioni del ginocchio e causare lombalgie.

Quando esegui un Posizione del Piegamento in Avanti da Seduti durante la tua prima lezione di yoga, probabilmente non sarai in grado di toccarti le dita dei piedi. Alcune persone non riescono a superare le proprie ginocchia. E questo va bene. Se ti succede, accetta i limiti del tuo corpo in quel momento e credi nel fatto che la pratica continua aumenterà la tua flessibilità.

Sì, lo farà.

Se trasformi la pratica dello yoga in un'abitudine, comincerai a notare gradualmente che il tuo corpo si scioglie. La pratica regolare degli asana migliorerà la tua flessibilità e la tua postura. Migliorerà anche il tuo equilibrio aumentando la propriocezione, cioè la capacità del tuo corpo di percepire dove esso si trova nello spazio e che cosa sta facendo. Un miglior equilibrio aiuta a prevenire gli infortuni, cosa particolarmente utile con il passare dell'età.

***

Lo Yoga Riduce lo Stress

Lo stress ha spesso una cattiva reputazione, ma la risposta allo stress è fondamentale per la sopravvivenza. Normalmente, non si hanno effetti negativi derivanti dalla risposta allo stress. Tuttavia, se il tuo sistema continua a premere sull'acceleratore allora ci saranno delle conseguenze. Il tuo corpo non è progettato per essere costantemente in modalità sopravvivenza. La risposta allo stress è pensata solo per le minacce.

Molte persone, però, non sono capaci di trovare il pedale del freno. Lo stress cronico è alimentato dall'attività mentale, come ad esempio la preoccupazione continua per eventi possibili. Immagina un motore che rimane inattivo per troppo tempo. Questa è la situazione in cui la risposta allo stress è più deleteria del fattore di stress stesso. Quando questo succede, lo stress cronico interrompe quasi tutti i sistemi del tuo corpo. Se non lo si gestisce, può finire per comportare pressione sanguigna elevata, immunosoppressione, diabete ed esaurimento.

Lo yoga può aiutare a ristabilire l'equilibrio tra il sistema nervoso simpatico (*fight-or-flight*, attacco o fuga) e quello parasimpatico (*rest-and-digest*, riposo e digestione).

In uno studio (2) condotto dal Thomas Jefferson Medical College a Philadelphia e dalla Yoga Research Society, sedici soggetti sani che non conoscevano lo yoga hanno partecipato ad una lezione di yoga di cinquanta minuti ogni giorno per sette giorni. Prima dell'inizio della prima lezione, è stato loro detto di sedersi in silenzio, a leggere e scrivere per cinquanta minuti. I livelli di cortisolo dei soggetti non cambiava in maniera apprezzabile nel periodo in cui rimanevano seduti. Hanno mostrato solo la normale diminuzione che di solito si sperimenta in tarda mattinata. Quando però i ricercatori hanno misurato i livelli di cortisolo prima e dopo la lezione di yoga, hanno scoperto una notevole diminuzione in seguito alla lezione.

Le scoperte di questo studio suggeriscono che la pratica dello yoga – anche per la primissima volta! – possono normalizzare i livelli di cortisolo nel caso in cui siano troppo alti o troppo bassi.

In un articolo (3) dello Yoga Journal sull'effetto anti-stress dello yoga, Jennifer Johnston (responsabile yoga e ricercatrice clinica presso il Mind Body Medical Institute di Boston) ha aggiunto:

"La respirazione profonda che facciamo nello yoga suscita qualcosa chiamato 'la risposta rilassante', che chiama in causa le funzioni ricostituenti del corpo. La pratica dello yoga aiuta anche a ridurre la tensione muscolare e a disattivare la risposta allo stress."

Lo stress cronico è alimentato dall'attività mentale, come ad esempio la preoccupazione costante di possibili eventi. Lo yoga modifica i percorsi mentali tramite la pratica della consapevolezza dei nostri pensieri e il distaccamento. Sul materassino, lo yoga offre un sollievo momentaneo. Alla fine, esso risulta un fattore di trasformazione perché ti aiuta ad avere migliori reazioni future.

Altri studi hanno mostrato che lo yoga:

- riduce i livelli dell'ormone dello stress, il cortisolo. Di conseguenza la funzione immunitaria viene rinforzata.
- migliora i livelli delle sostanze chimiche responsabili delle sensazioni positive, come GABA, serotonina e dopamina. Queste sostanze chimiche sono responsabili delle sensazioni di rilassamento e soddisfazione, controllo dell'ansia e del modo in cui il cervello elabora le ricompense.
- stimola il sistema nervoso parasimpatico, che ci calma e ristabilisce l'equilibrio a seguito della fine di un fattore di stress.

***

Lo Yoga Allevia il Dolore Lombare

La Swami Vivekananda Yoga Research Foundation ha condotto uno studio (4) che ha preso in esame la possibilità che lo yoga abbia degli effetti positivi sui pazienti con dolori lombari cronici. Per uno studio adeguato di questa situazione, hanno diviso un gruppo di 80 con dolori lombari cronici in due gruppi. Un gruppo seguiva un programma di 7 giorni di yoga che consisteva in specifici asana e pranayama per il dolore lombare. Nello stesso periodo, l'altro gruppo (di controllo) seguiva un programma di regolari esercizi fisici di terapia per il dolore lombare.

Il risultato?

In confronto al gruppo di controllo, i pazienti del gruppo yoga hanno riportato una maggiore riduzione del dolore e anche livelli inferiori di ansia e depressione. Hanno inoltre sperimentato una migliore mobilità spinale. I ricercatori hanno concluso che la pratica dello yoga è più efficace della terapia fisica nell'alleviare il dolore lombare.

***

Lo Yoga Migliora la Salute Cardiovascolare

Lo yoga fa anche bene al cuore. Un recente studio (5) pubblicato sullo European Journal of Preventive Cardiology ha esaminato diversi tipi di yoga, sia nelle forme più energetiche che in quelle più blande. Nell'eseguire i test sui praticanti di yoga, i ricercatori hanno scoperto che essi avevano un sistema cardiovascolare più sano in confronto al gruppo di controllo che non praticava yoga. Questo significa che la pratica dello yoga abbassa il rischio di malattie cardiache.

Secondo la dottoressa Gloria Yeh, professoressa associata di Medicina alla Harvard Medical School e coinvolta nello studio, *"Lo yoga è unico perché incorpora attività fisica, respirazione e meditazione."* A livello individuale, ciascuna di queste pratiche riduce il rischio di malattie cardiache. Se combinate nella routine dello yoga, l'impatto positivo sulla tua salute sarà ancora più forte.

***

Lo Yoga Riduce la Pressione Sanguigna Elevata

Il primissimo studio (6) scientifico sugli effetti salutari dello yoga è stato pubblicato su The Lancet, nel 1975. Ha mostrato che la Posizione del Cadavere (Shavasana) è più efficace nella riduzione dell'elevata pressione sanguigna rispetto al normale rilassamento. La Posizione del Cadavere è la posizione praticata alla fine di ogni lezione di yoga, nella quale ci si stende sulla schiena e si rilassano coscientemente tutte le parti del corpo.

Patel ha randomizzato 40 persone ipertese e ha fatto loro praticare la Posizione del Cadavere o il semplice rilassamento sul divano. Dovevano farlo per mezz'ora, tre volte alla settimana, per tre mesi. I risultati hanno mostrato che i soggetti che avevano praticato la Posizione del Cadavere avevano sperimentato una diminuzione molto più consistente della pressione sanguigna rispetto ai soggetti che si erano semplicemente rilassati sul divano.

***

Anche se la tradizione yoga risale a migliaia di anni fa, il campo della ricerca scientifica sui benefici dello yoga per la salute è ancora nuovo e in evoluzione. Ci sono già molti studi che supportano – con dati concreti – precedenti dichiarazioni aneddotiche di come lo yoga abbia cambiato così tante vite in meglio. Con il passare del tempo vengono condotti sempre più studi e la quantità di studi scientifici che supportano gli effetti positivi dello yoga sulla salute non possono fare altro che aumentare. Voglio dire: 36 milioni di praticanti di yoga nei soli Stati Uniti non possono sbagliarsi tutti, no?

Fare yoga può davvero cambiarti la vita. Di conseguenza, per ognuna delle posizioni yoga incluse in questo libro troverai anche una panoramica dei suoi benefici, che ti aiuterà a comprendere quale posizione può migliorare la tua salute.

Per assicurarti di ottenere i massimi benefici dalla tua pratica dello yoga, è importante eseguire correttamente ogni posizione. Ma qual è il modo corretto di mantenere una posizione yoga? Ne parliamo adesso!

3. Come Eseguire una Posizione yoga

"Questa mattina ho fatto una sequenza di posizioni che solo dieci persone al mondo possono fare, finendo con la posizione del cadavere. Sai che cosa faccio con lo yoga? Lo sconfiggo. È tempo di andare avanti, di fare qualcosa di più definitivo."

Dal film Faster (2010)

Insegnamento Chiave: Una posizione yoga, o asana, dovrebbe essere stabile e confortevole. Questo significa che, nonostante vada bene spingere un po' oltre il proprio livello di comfort, non dovresti entrare nella zona rossa. A differenza di molte altre forme d'esercizio, lo yoga non consiste nell'essere qualcun altro. L'obiettivo è l'unione tra la tua mente e il tuo corpo.

Qual è il modo giusto di eseguire una posizione yoga, o un asana?

Patanjali, autore del testo classico Yoga Sutras, ci dice *"Sthira Sukham Asanam"* (Sutra II.46). Questo significa che un asana dovrebbe essere:

- **stabile**, e
- **confortevole**

Quando esegui un asana, concentrati sulle sensazioni del tuo corpo. Puoi spingerti un po' oltre i tuoi limiti di comfort. Tuttavia, non forzare. Accetta i limiti del tuo corpo. Nel tempo, diventerai più flessibile se ti rilassi durante gli asana.

Adesso esamina il tuo corpo. Spesso ci irrigidiamo quando facciamo un asana. Non mantenere questa tensione, ma rilassati. Respira in modo lento e profondo. Di' a te stesso di rilassarti. Se ti senti comodo in un asana, è importante che tu rimanga consapevole. Ricordati che lo yoga non è tanto un esercizio fisico quanto piuttosto una pratica di consapevolezza. Se ti ritrovi a pensare a quello che vorrai per cena, o a quanto è fastidioso quel tuo collega che si lamenta sempre di tutto, riporta la tua attenzione sul tuo corpo.

Potrebbe succedere che alcune parti del tuo corpo tremino mentre fai gli asana per un periodo di tempo più lungo. Questo è normale: non arrenderti subito se cominci a tremare. Se invece il tuo corpo comincia a tremare fuori controllo, o se il tuo respiro diventa irregolare, questo vuol dire che hai sforzato troppo. Esci dalla posizione. Patanjali avverte: il corpo che trema e il respiro irregolare causano distrazioni che agitano la mente e la coscienza (Sutra I.31). Lo scopo dello yoga è il contrario: bloccare le fluttuazioni della mente (Sutra I.2).

Praticare lo yoga su base regolare recupererà e approfondirà la connessione tra la mente e il corpo. Inoltre, il tuo corpo si adatterà. Un asana che all'inizio sembra difficile da fare, con il tempo diventerà molto più facile da mantenere. Infine, mantenendo una pratica costante scoprirai gradualmente di essere in grado di espandere l'immobilità che ottieni sul materassino anche ad altri ambiti della tua vita.

4. Posizioni yoga: Introduzione

"Lo Yoga è 99 per cento pratica e 1 per cento teoria."

K. Pattabhi Jois, fondatore dell'Ashtanga Yoga

<u>Insegnamento Chiave</u>: *Questo libro contiene 30 posizioni yoga, che sono divise in 3 livelli: principiante, avanzato ed esperto. Cominciamo a fare yoga!*

Mettiti in posa! Nei prossimi 3 capitoli scoprirai 30 posizioni yoga che puoi praticare in sicurezza a casa tua.

Le posizioni sono divise in 3 categorie:

1. **Principiante**
2. **Avanzato**
3. **Esperto**

Ho incluso posizioni avanzate e per esperti per darti una visione equilibrata delle diverse posizioni yoga che possono essere eseguite. Se sei un principiante nello yoga, alcune di queste posizioni ti possono sembrare impossibili da eseguire in questo momento. Tuttavia, non farti frenare da questa sensazione.

Pensa in questo modo: se non hai mai corso per un chilometro in vita tua e decidi di correre una maratona, per prima cosa hai bisogno di esercitarti e costruire resistenza. Con lo yoga non è diverso: le posizioni più impegnative richiedono un certo livello di allenamento.

Se sei un principiante dello yoga, comincia con le posizioni da principiante. Sono facili da eseguire. Prova davvero a renderle tue. Con l'approfondimento della pratica, quando il tuo corpo diventa più forte e più flessibile, sentiti libero di provare le posizioni più avanzate.

Ricordati che ogni posizione deve essere sempre stabile e confortevole quando la esegui. Puoi sforzarti un po', ma impara a riconoscere i tuoi limiti e sii delicato con te stesso. Se il tuo corpo inizia a tremare fuori controllo, interrompi la posizione. Una pratica regolare sarà accompagnata da maggiore forza e flessibilità.

È ora di prendere il materassino da yoga e fare qualcosa. Spero che tu sia eccitato!

5. Posizioni yoga per Principianti

"Rafforza i tuoi muscoli, migliora la flessibilità, ma ti mantiene anche in forma e ti fa uscire sul campo d'allenamento, quindi puoi allenarti ogni giorno. Vuoi uscire, quindi hai bisogno di ottenere un corpo robusto e pronto a tutto. Se faccio una sessione di yoga il giorno successivo (dopo una partita), non sono neanche lontanamente irrigidito e torno ad allenarmi al livello giusto molto più in fretta".

Ryan Giggs (ex giocatore del Manchester United e giocatore più premiato nella storia del calcio inglese)

Questo capitolo contiene 10 posizioni yoga per principianti. Sono facili da eseguire e possono essere fatte da chiunque. Se sei un principiante, inizia con la pratica di queste posizioni. Ti darò una prima idea di che cos'è la pratica dello yoga. Svilupperai forza e flessibilità e questo ti consentirà di eseguire posizioni più complicate.

Prima di iniziare a fare una qualunque di queste posizioni, però, prenditi un momento per essere consapevole del tuo respiro. Quanto esci da una posizione, prenditi un momento per essere consapevole dell'effetto della posizione.

***

1. Saluto con le Mani Sollevate – Urdhva Hastasana

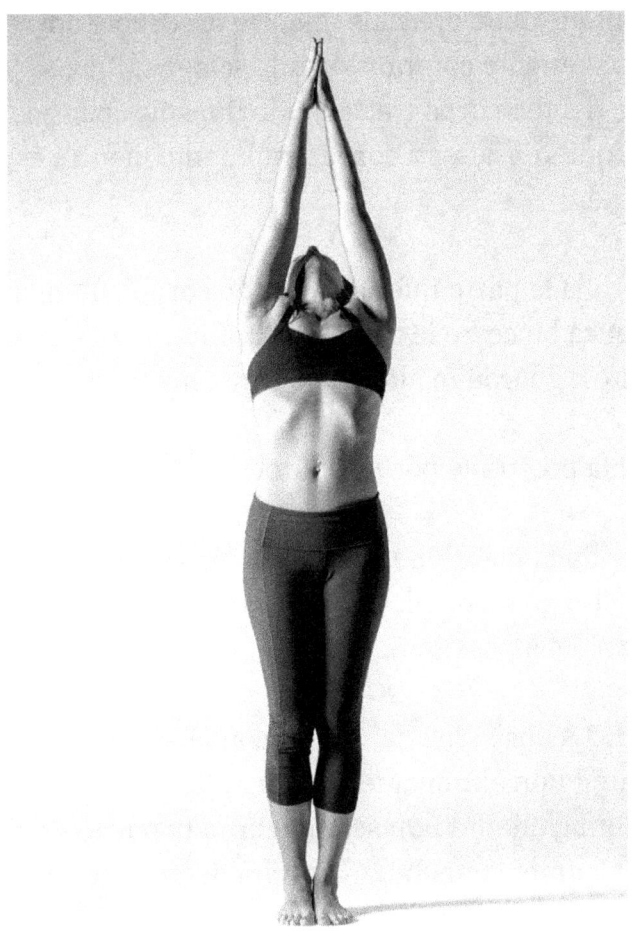

Come fare: Mettiti in posizione eretta, con i piedi leggermente in avanti rispetto al tuo materassino da yoga. Mantieni le braccia lungo i fianchi. Assicurati che il tuo peso sia equamente distribuito sulle gambe.

Poi solleva le braccia verso il soffitto, in un movimento

circolare. Unisci i palmi sopra la testa e allunga le braccia. Mentre lo fai, controlla che le tue spalle non siano curve. O che non ci sia tensione nel collo. Le tue spalle dovrebbero essere lontane dalle orecchie, mentre le scapole dovrebbero essere fermamente compresse sulla schiena. Rilassa la parte superiore del tuo corpo trattenendo il respiro per qualche secondo, quindi rilassati consapevolmente mentre espiri lentamente.

Ora controlla la parte inferiore del tuo corpo: allunga le gambe senza bloccare le ginocchia. Infine, sposta la testa all'indietro e guarda in alto verso le tue mani.

Mantieni la posizione per 1 minuto.

Per uscire dalla posizione, abbassa le braccia e lasciale penzolare lungo i fianchi. Chiudi gli occhi e sii consapevole dell'effetto della posizione.

Benefici: La posizione del Saluto con le Mani Sollevate fornisce un buon allungamento di ascelle, spalle e pancia. Questo allungamento non solo migliora la postura del tuo corpo, ma aumenta anche la capacità dei tuoi polmoni e migliora la circolazione del sangue. Riduce inoltre stress e ansia, lenisce la sciatica e migliora la digestione.

Controindicazioni: Se hai delle lesioni al collo o alle spalle, evita di sollevare le braccia come in questa posizione. Inoltre va bene anche mantenere le braccia sollevate in aria con i palmi delle mani uno di fronte all'altro, senza che si tocchino.

2. Posizione del Cavallo Volante (Variante) – Vatayanasana

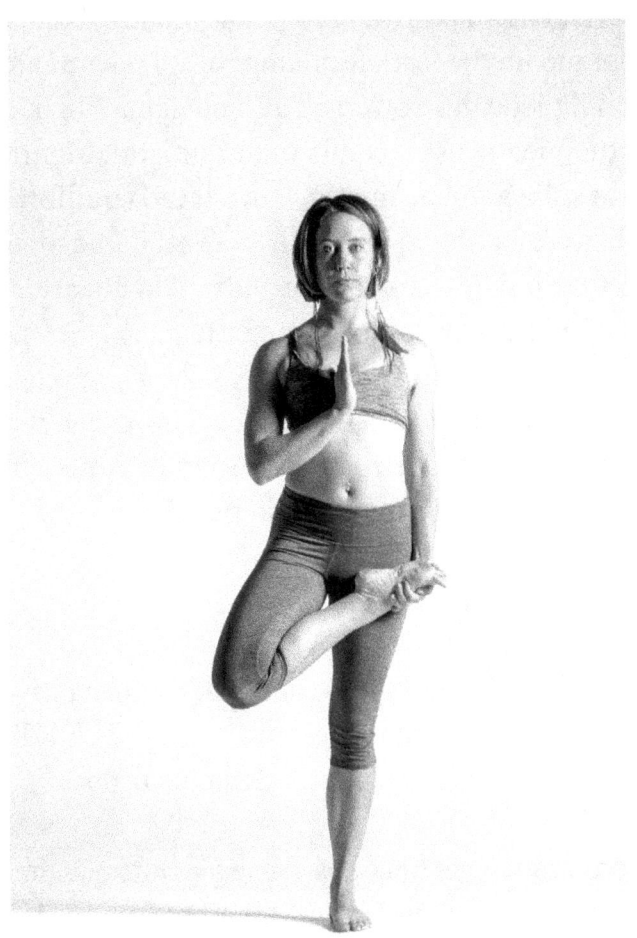

La posizione del cavallo volante viene di solito eseguita con il ginocchio sul pavimento e le braccia intrecciate. Questa variante è più facile da eseguire per un principiante. È anche una buona preparazione per la posizione dell'Albero, cioè la prossima.

Come fare: Mettiti in posizione eretta con i piedi uniti di fronte al tuo materassino da yoga. Concentrati su un punto di fronte a te. Questo ti aiuterà a mantenere il tuo equilibrio. Sposta lievemente il peso sul tuo piede sinistro, con la parte interna del tuo piede posta fermamente sul pavimento. Ora spazza con il piede destro verso l'alto piegando il ginocchio e afferra il tuo piede destro con la mano sinistra. Mentre sei appoggiato sulla gamba sinistra, trova il tuo equilibrio. Rimani dritto, rilassando i fianchi. Se senti un po' di tensione nelle articolazioni dei fianchi, concentra lì la tua attenzione e rilassa quel punto espirando lentamente.

Infine, metti la mano destra di fronte al cuore, con il palmo della mano rivolto verso sinistra. Continua a concentrarti su un punto di fronte a te e mantieni la posizione.

Mantieni la posizione per 1 minuto.

Per uscire dalla posizione, rilascia il piede e torna in posizione eretta, con le mani accanto al corpo. Chiudi gli occhi e sii consapevole dell'effetto della posizione.

Quando hai finito, esegui la posizione al contrario, in equilibrio sulla gamba destra e mettendo la mano sinistra di fronte al cuore.

Benefici: Questa variante della Posizione del Cavallo Volante apporta grossi benefici alle articolazioni rigide delle anche. Migliora la circolazione del sangue e corregge deformità minori di cosce e fianchi. Questa posizione rafforza anche le articolazioni del ginocchio, le caviglie e i polpacci. E migliora concentrazione ed equilibrio.

Controindicazioni: Se hai delle articolazioni del ginocchio delicate, all'inizio mantieni questa posizione solo per 10-20 secondi e controlla il ginocchio. Se ti senti a tuo agio in questa posizione, prova a mantenerla un po' più a lungo.

Variante: Se hai qualche problema a mantenere l'equilibrio in questa posizione, metti la schiena contro la parete. Se così sei più comodo, puoi anche mettere la pianta del tuo piede destro contro la parte bassa della gamba sinistra, con le dita che toccano il materassino.

3. Posizione dell'Albero – Vrksasana

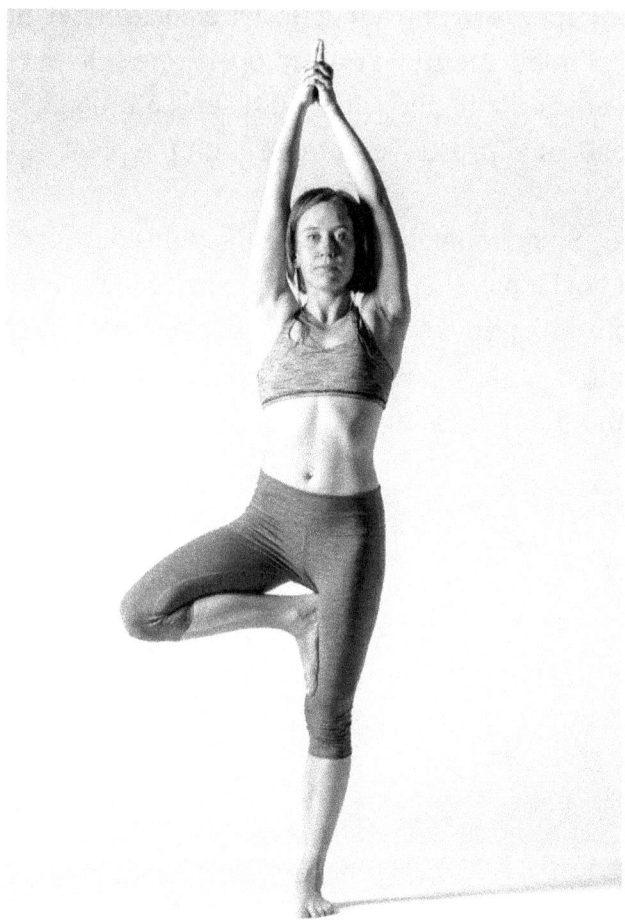

Come fare: Mettiti in posizione eretta con i piedi uniti di fronte al tuo materassino da yoga. Concentrati su un punto di fronte a te. Questo ti aiuterà a mantenere il tuo equilibrio. Sposta lievemente il peso sul tuo piede sinistro, con la parte interna del piede posizionata fermamente sul pavimento.

Piega il tuo ginocchio destro e afferra il piede destro con la mano sinistra. Posizionalo nella parte interna della tua coscia sinistra e premi fermamente.

Metti le mani sui fianchi e trova il tuo equilibrio. Rilassa le articolazioni delle anche e stai dritto. Non piegarti troppo a sinistra. Allunga il coccige verso il pavimento. Visualizza il fatto che stai tirando un cordino attaccato alla cima della tua testa.

Premi tra loro i palmi delle mani di fronte al cuore. Questo è Anjali Mudra, una posizione comune delle mani nello yoga. Sposta lentamente le mani verso l'alto, sopra la testa, mantenendo l'equilibrio.

Concentrati su un punto di fronte a te e mantieni.

Mantieni la posizione per 1 minuto.

Per uscire dalla posizione, rilascia il piede e torna in posizione eretta, con le mani lungo il corpo. Chiudi gli occhi e sii consapevole dell'effetto della posizione.

Quando hai finito, esegui la posizione al contrario, stando in equilibrio sulla gamba destra.

Benefici: La Posizione dell'Albero allunga tutto il corpo: petto, spalle, inguine e parte interna delle cosce. Allunga anche i muscoli del tuo *core*, la spina dorsale, le cosce, i polpacci e le caviglie, inoltre tonifica i tuoi muscoli addominali. Come risultato, l'equilibrio generale del tuo corpo viene migliorato.

Controindicazioni: Non eseguire questa posizione se hai pressione bassa, forte mal di testa o se soffri d'insonnia. Se hai la pressione alta, puoi eseguire questa posizione ma non sollevare le braccia sopra la testa.

Variante: Stai in piedi con la schiena contro una parete se hai qualche problema a mantenere l'equilibrio in questa posizione. Puoi anche mettere la pianta del piede destro contro la parte inferiore della gamba sinistra, con le dita a contatto con il materassino.

4. Posizione dello Stupa Buddhista – Utkatasana (Avanzato)

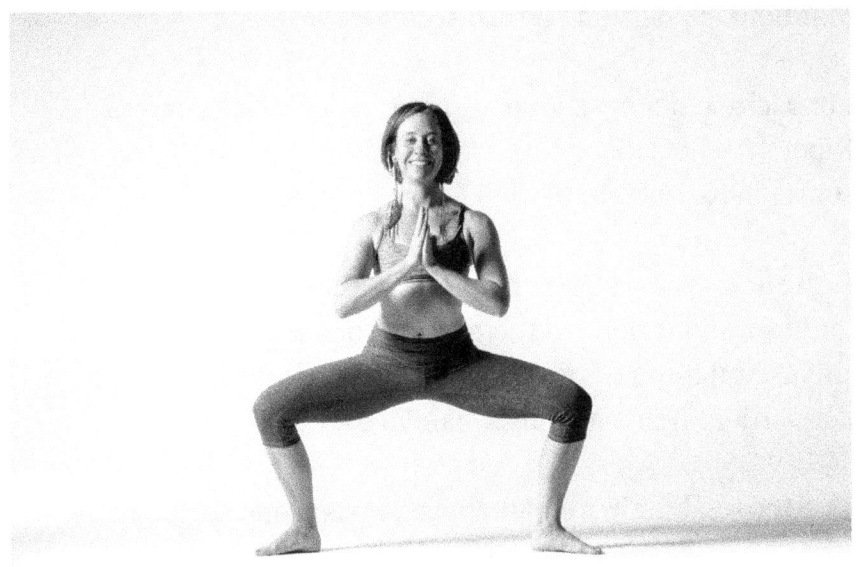

Come fare: Mettiti in posizione eretta, con le gambe divaricate e la schiena dritta. Ora ruota le caviglie di 45 gradi, con le dita che puntano all'esterno.

Quando sei fermo, espira e fai uno squat verso il basso. Le cosce dovrebbero essere parallele al pavimento però, se è troppo difficile, non sforzarti durante lo squat. La tua flessibilità aumenterà con il tempo.

Mantieni la schiena dritta. Un trucchetto consiste nell'immaginare qualcuno che ti tira dalla cima della testa, come se tu fossi una marionetta.

Ora unisci i palmi delle mani in Anjali Mudra e mettile di fronte al cuore.

Mantieni la posizione per 10 secondi.

Per uscire dalla posizione, espira e sollevati lentamente. Ripeti 5 volte. Dopo l'ultima ripetizione, chiudi gli occhi e sii consapevole dell'effetto della posizione.

Benefici: Questa è un'ottima posizione per rafforzare e tonificare i muscoli del tuo *core* e zona lombare. Apre le anche e migliora il tuo equilibrio. Ed è un'ottima posizione per perdere peso su pancia, fianchi e cosce.

Controindicazioni: Evita questa posizione se hai dolori cronici al ginocchio, caviglia slogata o artrite. Inoltre è meglio non eseguire questa posizione se hai un forte mal di testa o soffri d'insonnia. Puoi eseguire questa posizione se hai le mestruazioni o dolore nella zona lombare, ma con attenzione.

Variante: Se fai fatica a mantenere l'equilibrio, appoggia le mani sulle cosce e premi con i palmi verso il basso. Puoi anche appoggiare la schiena ad una parete.

5. Posizione delle Mani sotto i Piedi – Padahastasana

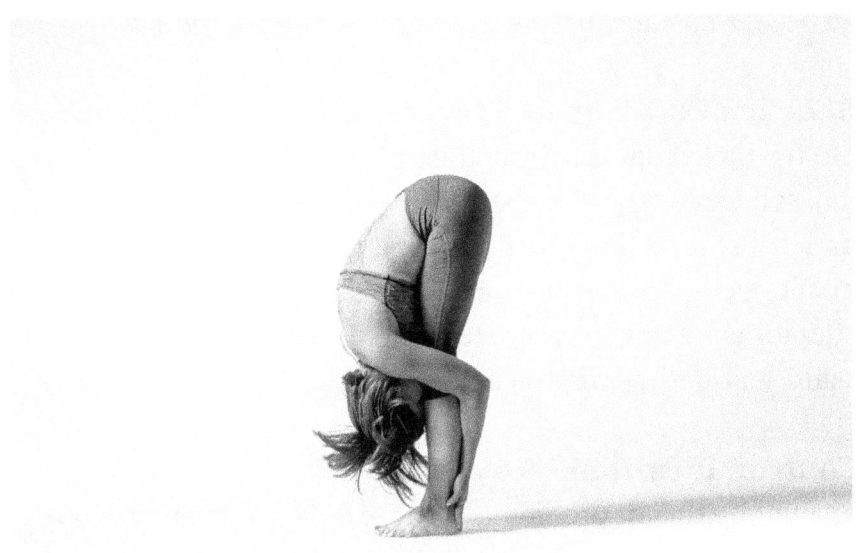

Come fare: Mettiti in posizione eretta di fronte al tuo materassino da yoga, con le piante dei piedi leggermente divaricate e parallele. Solleva le braccia sopra la testa.

Mentre espiri, piegati lentamente in avanti. Mantieni le gambe dritte e sciolte. Non piegare le ginocchia, ma non bloccarle neppure. Rilassa i muscoli che non utilizzi.

Se la tua flessibilità lo permette, metti le mani sui polpacci oppure toccati le dita dei piedi.

Mantieni la posizione per 2 minuti.

Per uscire dalla posizione, rilascia i tuoi polpacci o dita dei piedi e sollevati lentamente inspirando e sollevati lentamente inspirando. Quando sei di nuovo in posizione eretta, chiudi gli occhi e sii consapevole dell'effetto della posizione.

Benefici: Questo è uno degli asana classici ed è associato a molti benefici per la salute. Il Padahastasana allunga i muscoli ischiocrurali e i polpacci, rafforza le cosce, le natiche, i muscoli del *core* e la zona lombare. Come risultato, migliora equilibrio e postura. Tonifica anche gli organi addominali e migliora la digestione. In generale, questo asana ha un forte effetto rinvigorente.

Controindicazioni: Non eseguire il Padahastasana se hai qualunque tipo di problema al cuore o ipertensione. Se hai dolori lombari, sii molto delicato con te stesso quando esegui ed esci da questa posizione.

Variante: Se la tua flessibilità non ti consente di piegarti del tutto, metti le mani sulle tibie, oppure lasciale penzolare nell'aria.

6. Posizione Piegamento in Avanti da Seduti – Paschimottanasana

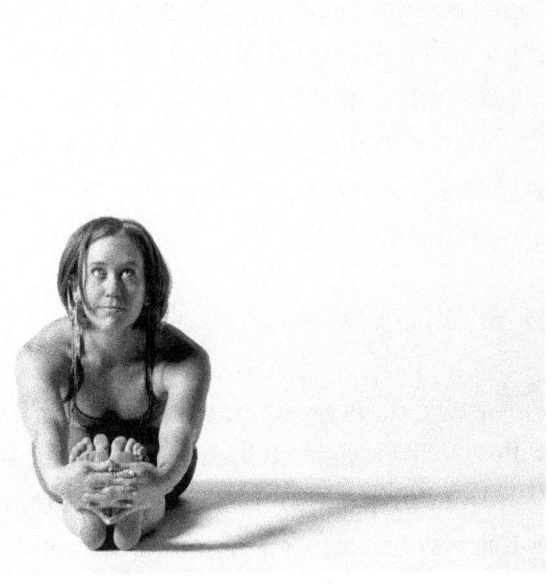

Come fare: Siediti dritto sul pavimento, con le gambe allungate di fronte a te. Ondeggia leggermente da entrambi i lati e torna in posizione. Metti le mani sul pavimento, con i palmi rivolti verso il pavimento e spingiti verso l'alto.

Inspira e allunga il torso. Mentre espiri, piegati in avanti con le articolazioni delle anche mantenendo il torso allungato. Se la tua flessibilità lo permette, afferra le piante dei piedi con le mani. Se è troppo difficile, toccati le dita dei piedi con quelle delle mani oppure appoggia le mani sulle tibie. Non piegare le ginocchia per raggiungere le dita dei piedi!

Questa è un'ottima posizione per sperimentare il

rilassamento del corpo corpo tramite la respirazione. Invece di piegarti in avanti tutto in una volta, prova a piegarti in tre passaggi. Durante la prima inspirazione, solleva e allunga leggermente il torso. Mantieni per qualche secondo. Mentre espiri, piegati in avanti di circa un terzo. Inspira di nuovo, mentre allunghi il torso. Piegati un po' di più espirando. Ripeti ancora una volta. Usando questa tecnica, noterai che sarà più facile assumere una posizione più profonda in questo asana.

Mantieni la posizione per 2 minuti.

Per uscire dalla posizione, rilascia le dita dei piedi o le tibie e sollevati in posizione seduta, con le mani lungo il corpo. Mantieni dritte le gambe di fronte a te. Chiudi gli occhi e sii consapevole dell'effetto della posizione.

Benefici: La Posizione del Piegamento in Avanti da Seduti è un'altra posizione yoga classica. Allunga le spalle, la spina dorsale e i muscoli ischiocrurali, migliorandone elasticità e flessibilità. È una posizione meravigliosa per i tuoi organi: stimola i reni e il fegato e migliora la digestione. Inoltre ha anche un effetto dimagrante. Per le donne, può dare sollievo ai sintomi delle mestruazioni. Inoltre la Posizione del Piegamento in Avanti da Seduti riduce anche riduce anche stress e ansia e aiuta a calmarti e ridurre l'affaticamento. Al contrario delle posizioni sconsigliate in caso di mal di testa, la Posizione del Piegamento in Avanti da Seduti può di fatto migliorare il mal di testa. Infine, questa posizione ha un effetto positivo sull'insonnia e sull'elevata pressione del sangue.

Controindicazioni: Non eseguire questa posizione se hai asma, diarrea o lesioni alla schiena.

Variante: Siediti su un cuscino o un blocco da yoga per piegarti in avanti più facilmente.

7. Cane a Testa in Giù – Adho Mukha Svanasana

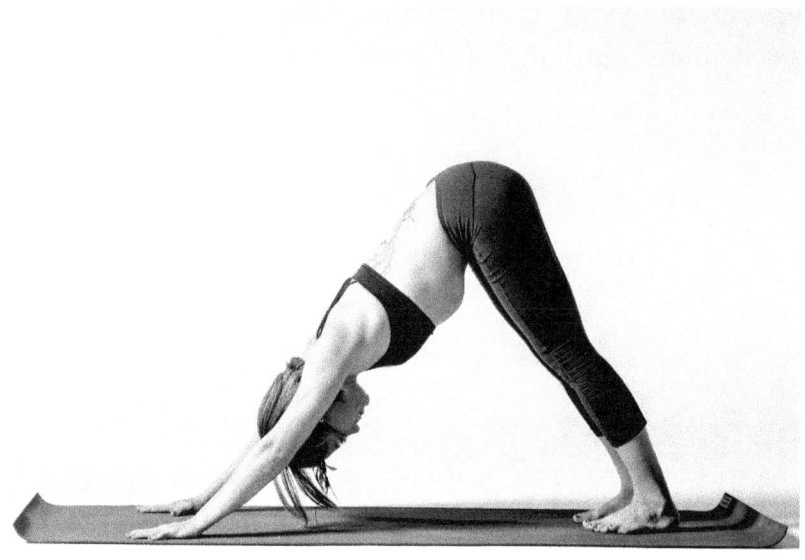

Come fare: Dalla posizione eretta, piegati in avanti in modo simile a come hai fatto nella posizione delle Mani sotto i Piedi. Appoggia le mani, piatte, sul pavimento e fai un passo indietro con i piedi per formare un triangolo.

Muovi le gambe, una dopo l'altra, per creare più spazio e scaldarle. Poi allunga entrambe le gambe e dividi equamente il peso tra braccia e gambe. Premi i palmi delle tue mani sul materassino e allunga la spina dorsale, mentre ti spingi via dal pavimento. A questo punto dovresti sentire un allungamento più profondo nei tuoi muscoli ischiocrurali e nei polpacci.

Mantieni lo sguardo fisso sul pavimento o sul tuo ombelico,

assicurandoti che non ci sia tensione nel collo. Se senti un po' di tensione in questa posizione, usa l'espirazione per rilasciarla.

Mantieni la posizione per 2-3 minuti.

Per uscire dalla posizione, piega le ginocchia e riposa nella Posizione del Bambino (Balasana). In questa posizione, siediti sulle tibie. Il tuo torso è piegato in avanti, sopra le tibie. Le tue mani riposano sul materassino sul materassino. Chiudi gli occhi e sii consapevole dell'effetto della posizione.

Benefici: Il Cane a Testa in Giù è un'ottima posizione per aumentare la forza generale del corpo. Rafforza in particolare braccia e gambe braccia e gambe e allunga i muscoli ischiocrurali, le spalle e i spalle e polpacci. L'allungamento aiuta ad estendere la spina dorsale e il collo, dando sollievo alla tensione che può causare mal di testa. Inoltre, questa posizione energizza il corpo aumentando la circolazione sanguigna in tutto il corpo e rendendo la respirazione più profonda. Il Cane a Testa in Giù ha anche un effetto di riduzione dello stress, aiuta a prevenire l'osteoporosi, abbassa la pressione del sangue e migliora la digestione.

Controindicazioni: Non eseguire questa posizione se hai la sindrome del tunnel carpale o la diarrea. Stai attento se hai mal di testa o pressione alta, in tal caso sarebbe meglio appoggiare la testa su un blocco da yoga o un cuscino.

Variante: Puoi anche iniziare questa posizione partendo

dalla Posizione del Bambino. Per iniziare il Cane a Testa in Giù, allunga le braccia di fronte a te di fronte a te, unisci i piedi e spingi per muovere il tuo corpo verso l'alto, nella posizione.

8. Posizione del Cobra – Bhujangasana

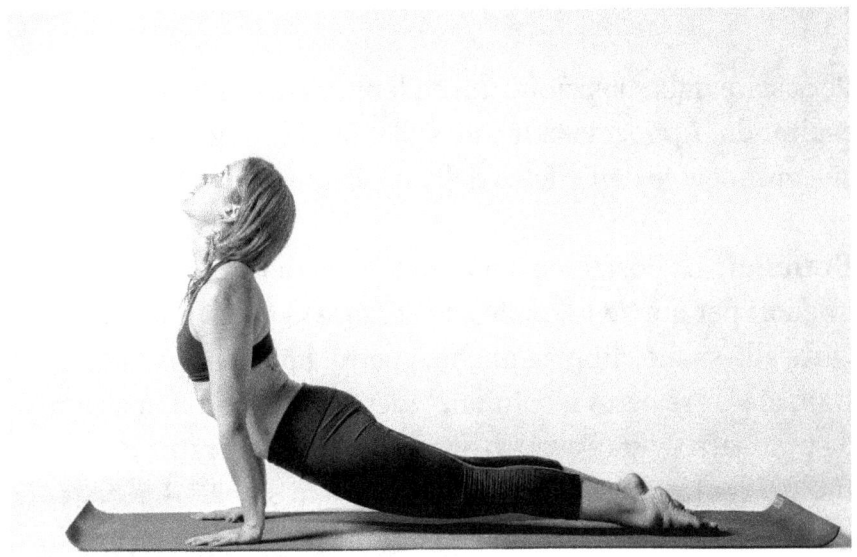

Come fare: Distenditi a faccia in giù sul materassino, con la fronte appoggiata alle braccia incrociate. Estendi le gambe alla larghezza delle anche. Ora metti le mani vicino alla testa e spostale sotto alle spalle, con le dita appoggiate, parallele le une alle altre. Tieni i gomiti vicini al torso.

Inspirando, inizia ad allungare le braccia, sollevando delicatamente la testa e il petto dal pavimento dal pavimento. Premi il pube e le gambe sul pavimento o sollevali delicatamente dal pavimento.

Porta le spalle indietro e lontane dalle orecchie, per aprire il petto. Raggiungi il mento indietro e in alto, allungando il collo. Distribuisci la curva della schiena equamente lungo l'intera spina dorsale, arcuando la spina dorsale il più possibile, per quanto te lo permetta la tua flessibilità.

Mantieni la posizione per 30 secondi.

Per uscire dalla posizione, torna lentamente al materassino espirando. Appoggia la fronte sulle mani. Chiudi gli occhi e sii consapevole dell'effetto della posizione.

Benefici: La Posizione del Cobra è una delle posizioni migliori per aprire le spalle e rafforzare la spina dorsale. Oltre alle spalle, allunga anche il petto, i polmoni e l'addome. Dato che apre petto e polmoni, questa è un'ottima posizione da praticare se hai l'asma o altre malattie respiratorie. Inoltre, lenisce la sciatica e altri problemi spinali. La Posizione del Cobra stimola gli organi addominali, migliorando la digestione e dando sollievo alla costipazione. Infine, questa posizione apre il cuore, cosa che la rende un'ottima posizione da praticare se ti senti triste e vuoi sentirti più amato.

Controindicazioni: Non eseguire questa posizione se hai la sindrome del tunnel carpale o ernie addominali o pelviche in stato avanzato. Se hai delle lesioni alla schiena, stai molto attento. Prima prova la Posizione della Sfinge (vedi variante di seguito). Passa alla Posizione del Cobra solo quando sei sicuro che la tua schiena possa resistere, quindi eseguila solo qualche volta.

Variante: Se questa posizione è troppo difficile da eseguire, prova la Posizione della Sfinge. In questa posizione, gli avambracci sono appoggiati piatti per terra per terra, paralleli tra loro, con i gomiti direttamente sotto le spalle.

9. Posizione della Locusta – Shalabasana

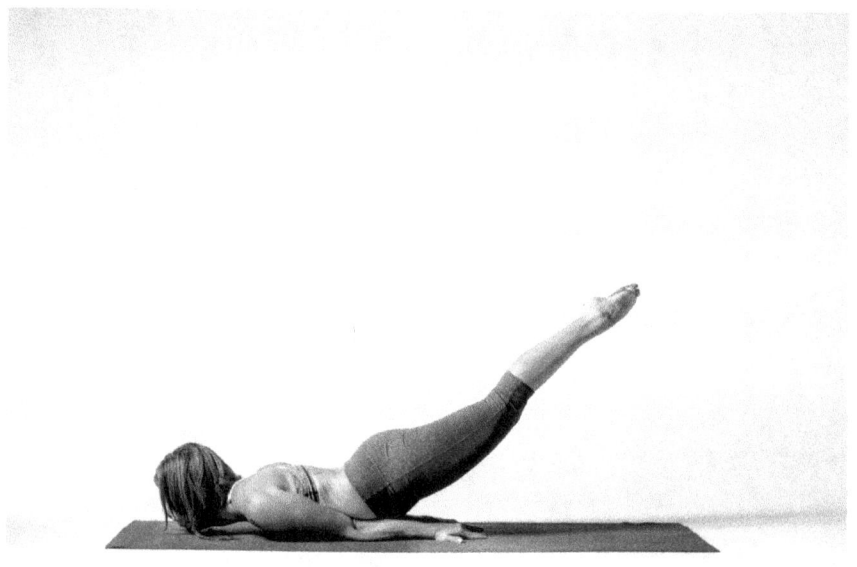

Come fare: Distenditi a faccia in giù sul materassino. Spingi il mento in avanti e appoggialo sul materassino. Ora allunga le braccia lungo il torso.

Posiziona gli avambracci sotto le ossa pelviche, con i palmi delle mani rivolti verso il basso.

Solleva le gambe, con i piedi leggermente divaricati. Tieni le gambe dritte e le piante dei piedi rilassate.

Mantieni la posizione per 1 minuto.

Per uscire dalla posizione, espira e rilascia le gambe,

riportandole sul materassino. Chiudi gli occhi e sii consapevole dell'effetto della posizione.

Benefici: La Posizione della Locusta rafforza il collo, le braccia, le spalle, la zona lombare e la parte superiore della schiena, le natiche e i muscoli ischiocrurali. Allunga spalle, petto, addome e cosce. In generale, questa è un'ottima posizione per migliorare la postura e l'allineamento del corpo. Dà inoltre sollievo all'affaticamento, al dolore nella zona lombare, all'indigestione, alla costipazione e alla flatulenza. Migliora la funzionalità di fegato e pancreas. Espelle l'eccesso di grasso da fianchi e natiche.

Controindicazioni: Non eseguire questa posizione se hai gravi lesioni alla schiena o al collo, o mal di testa.

Variante: Se questa posizione è troppo impegnativa, prova Ardha Shalabasana: in questa posizione, sollevi una gamba alla volta. Se provi disagio, metti un cuscino o una coperta piegata sotto la testa e/o le mani. Infine, metti le braccia vicino al corpo se sotto le ossa pelviche è troppo doloroso.

10. Posizione della Barca (Variante) – Paripurna Navasana

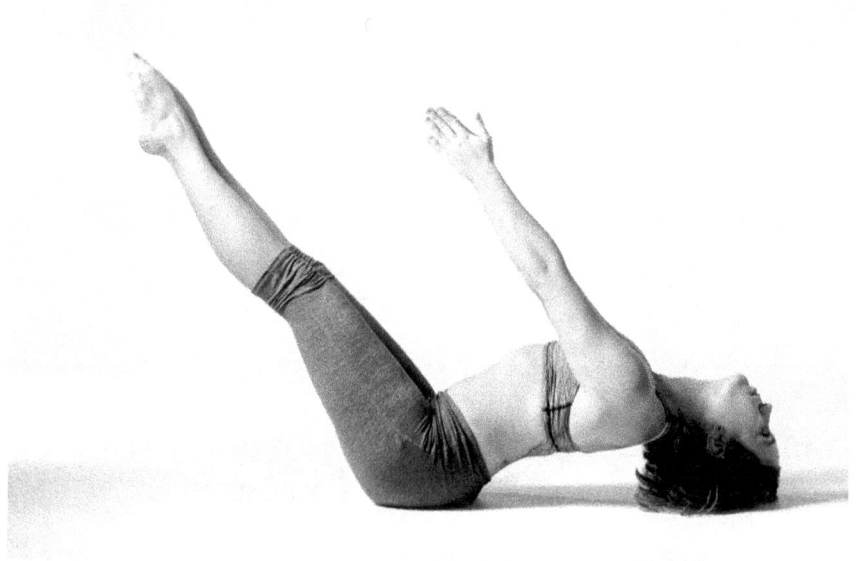

Come fare: Questa posizione è una variante più semplice della Posizione della Barca completa, che è una delle posizioni avanzate discusse nel prossimo capitolo. La differenza è che in questa posizione appoggi la testa sul pavimento, rilasciando la tensione nel collo.

Appoggiati sulla schiena con le braccia lungo il torso. Contrai gli addominali ed estendi le gambe, sollevandole ad un'angolatura massima di 45 gradi. Non piegare le ginocchia.

Appoggia la testa sul pavimento, piegandoti all'indietro.

Allunga le braccia lungo la stessa linea delle gambe.

Mantieni la posizione per 10-15 secondi. Potrai mantenerla più a lungo dopo che avrai sviluppato una maggiore forza nei muscoli addominali.

Per uscire dalla posizione, espira e rilascia gambe e braccia, riportandole sul materassino. Ripeti 5 volte. Dopo l'ultima ripetizione, chiudi gli occhi e sii consapevole dell'effetto della posizione.

Benefici: Questa variante della Posizione della Barca migliora la postura tonificando e rafforzando i muscoli addominali, i flessori delle anche e la spina dorsale. Allunga anche i muscoli ischiocrurali. Inoltre, questa posizione migliora la digestione e stimola reni e intestini e anche la prostata e le ghiandole tiroidee.

Controindicazioni: Non eseguire questa posizione se soffri di dolore addominale acuto.

Variante: Se sollevare entrambe le gambe contemporaneamente è difficile, solleva una gamba alla volta alla volta, tenendo i palmi delle mani premuti sul materassino.

6. Posizioni yoga avanzate

"Lo yoga non consiste nel rassodarti il culo. Consiste nel liberarti la mente."

Popolare Proverbio Yoga

Questo capitolo contiene 10 posizioni yoga avanzate. Sono un po' più impegnative delle posizioni per principianti che hai imparato nel capitolo precedente. Quando ti senti a tuo agio, passa al livello successivo e prova qualcuna delle seguenti posizioni!

***

11. Posizione della Sedia Ruotata – Parivrtta Utkatasana

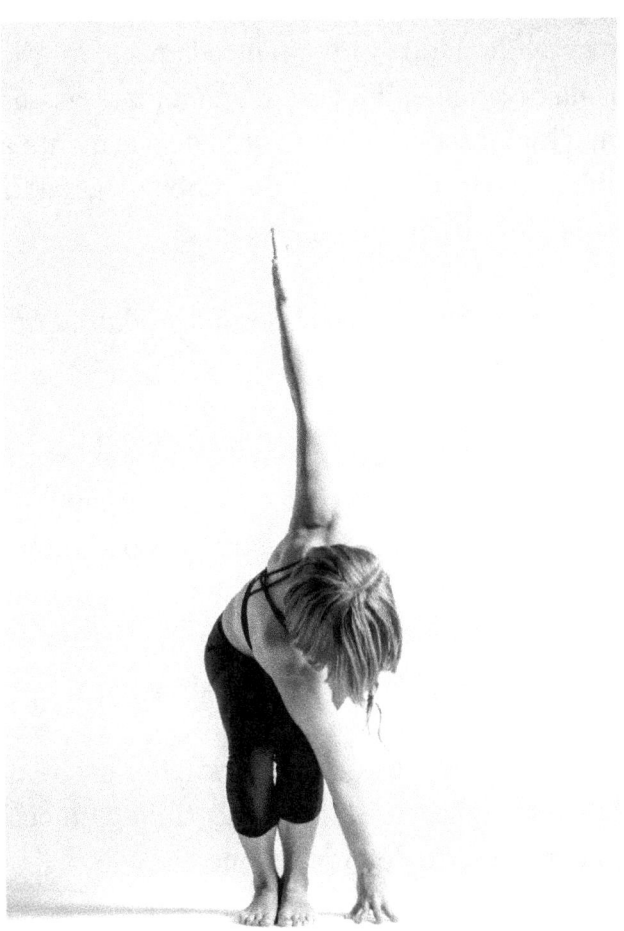

Come fare: Mettiti in piedi di fronte al tuo materassino da yoga. Posiziona i piedi l'uno vicino all'altro. Inspira e solleva le braccia sopra di te, con i palmi delle mani rivolti verso l'interno. Tieni le braccia parallele e perpendicolari al materassino da yoga.

Poi piega le ginocchia mentre espiri, tenendo le gambe unite. La parte superiore e inferiore delle gambe dovrebbero formare un angolo di 90 gradi, mentre la parte inferiore delle gambe forma un angolo di 45 gradi con il materassino da yoga. Immagina di sederti su una sedia leggermente elevata o un seggiolino da bar. Il tuo torso dovrebbe piegarsi in avanti, parallelo alla parte inferiore delle gambe.

Ora allarga bene le braccia, estendendole di lato. Come se stessi volando!

Poi, tenendo le braccia dritte, ruota il torso a sinistra, cominciando dalle anche. Mentre ruoti, mantieni il peso sui talloni. Metti le dita della mano destra vicino al tuo piede sinistro piede sinistro, toccando il materassino. Alza il braccio sinistro, perpendicolare al pavimento. Infine, ruota il collo a sinistra e guarda verso l'alto.

Mantieni la posizione per 20-30 secondi. Per uscire dalla posizione, espira e rilascia la rotazione. Chiudi gli occhi e sii consapevole dell'effetto della posizione.

Quando hai finito, esegui la posizione al contrario.

Benefici: La Posizione della Sedia Ruotata rafforza il *core* e le gambe. Apre le anche e allunga i muscoli ischiocrurali e i muscoli dei fianchi. La rotazione è specialmente positiva nell'aumentare la aumentare la flessibilità della spina dorsale. La rotazione causa un migliore allineamento ed equilibrio del corpo e fornisce sollievo al leggero mal di schiena. La rotazione, inoltre, apre il diaframma, aprendo il petto e migliorando in questo la respirazione. Anche gli organi addominali sono stimolati e ringiovaniti con una migliore circolazione sanguigna.

Controindicazioni: Non eseguire questa posizione se hai diarrea, emicrania o pressione bassa. Se hai una lesione della schiena o della spina dorsale, è meglio eseguire è meglio eseguire questa posizione sotto supervisione di un insegnante di yoga esperto.

Variante: Se la rotazione è troppo difficile per te, opta per la Posizione della Sedia normale (Utkatasana). In questa posizione, pieghi comunque le ginocchia e sollevi le braccia in aria, ma non ruoti la spina dorsale.

12. Posizione dell'Arco – Utthita Ardha Dhanurasana

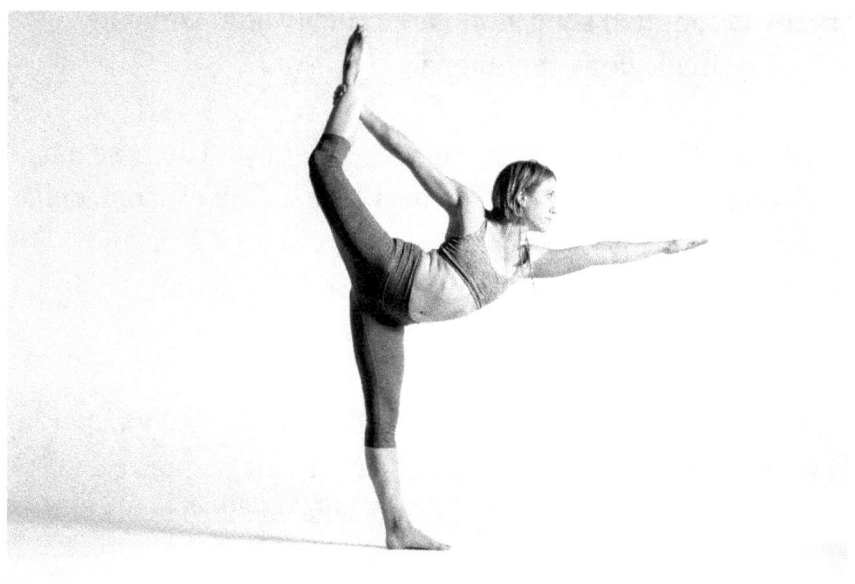

Questa posizione è anche conosciuta come Posizione del Signore della Danza (Natarajasana).

Come fare: Inizia in posizione eretta di fronte al tuo materassino da yoga. Sposta lievemente il peso sul tuo piede sinistro, con la parte interna del piede posizionata fermamente sul pavimento.

Adesso piega la gamba destra all'indietro e afferra la parte interna della caviglia con la mano destra. Alza il braccio sinistro e allungalo in avanti, all'altezza delle spalle e con i palmi delle mani rivolti verso il basso. Rilassa i muscoli del braccio destro e la schiena. Spingi la gamba destra all'indietro, arcuando la schiena e portando il tronco in posizione quasi orizzontale.

Mantieni la posizione per 30 secondi. Per uscire dalla posizione, rilascia il piede e posizionalo di nuovo sul materassino. Chiudi gli occhi e sii consapevole dell'effetto della posizione.

Quando hai finito, esegui la posizione al contrario, stando in equilibrio sulla gamba destra e allungando il tuo braccio destro di fronte a te.

Benefici: La Posizione dell'Arco è una posizione meravigliosa per migliorare l'equilibrio. Rafforza le gambe e le caviglie. Questa posizione allunga anche le spalle e il petto, oltre ad addome, cosce e inguine. Il diaframma è aperto e i nervi spinali sono rivitalizzati per l'aumento della circolazione sanguigna. In generale, la Posizione dell'Arco rende il corpo agile ed è molto efficace per chi vuole perdere peso.

Controindicazioni: Non eseguire questa posizione se hai dolori nella zona lombare, se hai subito operazioni al braccio recenti, se hai il gomito del tennista o una lesione alla caviglia.

Variante: Se hai dei crampi sul retro delle cosce, fletti la caviglia del piede sollevato tirando la punta del piede verso la tibia.

13. Affondo Basso – Anjaneyasana

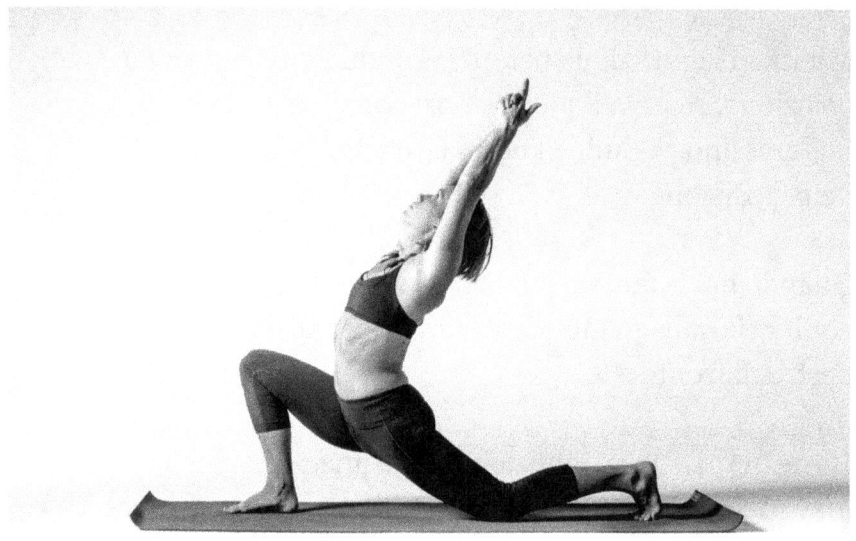

Come fare: Inizia con la posizione del Cane a Testa in Giù (Adho Mukha Svanasana), una posizione che hai imparato nel capitolo precedente.

Mentre espiri, sposta il piede destro di un passo verso le mani. Per proteggere il ginocchio da possibili infortuni, assicurati che il tuo ginocchio destro sia sopra la caviglia e non si muova verso l'esterno. Tieni le mani sul materassino.

Poi abbassa il ginocchio sinistro sul materassino, proprio dietro le anche. Tieni le dita del tuo piede sinistro sul materassino. Probabilmente proverai una profonda sensazione di allungamento sulla parte frontale della tua coscia sinistra.

Estendi entrambe le braccia in aria vicino alle orecchie e afferrati le mani, intrecciando le dita. Alternativamente, punta in alto gli indici, come si vede nella foto. Rilassa le spalle lontano dalle orecchie. Se senti un po' di tensione in quel punto, rilascialo lentamente mentre espiri.

Infine, piega la schiena all'indietro, creando un'unica grande curva fino alla parte inferiore della gamba.

Mantieni la posizione per one minuto.

Per uscire dalla posizione, abbandona le braccia mentre espiri e torna alla posizione del Cane a Testa in Giù. Chiudi gli occhi e sii consapevole dell'effetto della posizione.

Quando hai finito, esegui la posizione al contrario, con la gamba sinistra piegata e la gamba destra estesa dietro di te.

Benefici: L'Affondo Basso è una posizione meravigliosa per allungare i muscoli della zona pelvica: rassoda i muscoli ischiocrurali, le anche e i quadricipiti. Apre spalle e diaframma e migliora l'allineamento del corpo e l'equilibrio. Grazie alla leggera curvatura all'indietro, può aiutare a dare sollievo al mal di schiena leggero e alla sciatica. Favorisce una buona digestione e stimola gli organi riproduttivi. Infine, a livello emotivo, può aiutarti ad aprirti di più: mantieni la posizione per qualche minuto e ti sentirai più aperto a livello emotivo.

Controindicazioni: Non eseguire questa posizione se hai

una lesione al ginocchio, problemi di cuore o pressione alta.

Variante: Se alzare le braccia rappresenta uno sforzo troppo intenso, metti le mani sulle anche o lasciale riposare sulla gamba destra.

14. Posizione del Cammello – Ustrasana

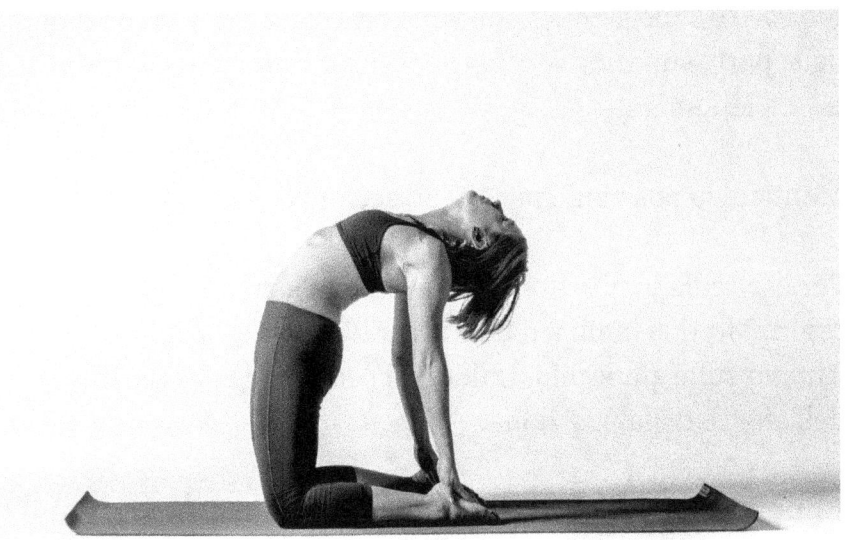

Come fare: Inizia con una posizione eretta in ginocchio, con le braccia penzolanti lungo i fianchi e i tuoi piedi e ginocchia alla larghezza delle anche.

Piegati all'indietro e porta indietro la tua mano sinistra per afferrare il tuo piede sinistro. Poi porta indietro la mano destra per afferrare il piede destro.

Spingi le anche in avanti, mantenendo le cosce verticali. Piega la testa e la spina dorsale all'indietro finché ti senti a tuo agio nel farlo e fissa il soffitto con lo sguardo.

Questa è un'ottima posizione per praticare l'abbandono.

Apre molto il petto, cosa che ti farà sentire vulnerabile. È importante rimanere rilassati in questa posizione e non essere tesi. Il tuo peso dovrebbe gravare principalmente sul tuo *core* e sulle gambe, non sulle braccia. Se senti tensione nella parte superiore del corpo, concentrati su tensione ed espira lentamente.

Mantieni la posizione per 30-60 secondi.

Per uscire dalla posizione, sollevati con le mani mentre espiri. Metti le mani sui fianchi e raddrizza la schiena. Rimani sulle ginocchia. Chiudi gli occhi e sii consapevole dell'effetto della posizione.

Benefici: La posizione del Cammello fornisce un profondo allungamento a tutti i muscoli situati davanti alla parte superiore delle gambe e del tronco. Ha un effetto meraviglioso sulla tua postura, ed è un'ottima posizione per contrastare l'ingobbimento o le spalle cadenti. La curva all'indietro aumenta la flessibilità della spina dorsale e del muscolo psoas e, siccome le anche sono spinte in avanti, questa è una posizione fantastica per aprire i flessori delle anche. La posizione del Cammello migliora anche la digestione e stimola gli organi addominali. Infine, aiuta a superare l'affaticamento in quanto ha un effetto ringiovanente.

Controindicazioni: Non eseguire questa posizione se hai pressione alta, emicrania, una grave lesione del collo o dolori lombari.

Variante: Se non sei molto flessibile, questa potrebbe essere una posizione difficile da eseguire. In tal caso, esegui la posizione con i piedi contro una parete, piega la schiena con le mani sulle anche e premi la corona della testa contro la parete. Alternativamente, puoi provare a mettere le mani su un blocco o un sostegno invece che sui talloni.

15. Posizione del Piccione Reale – Rajakapotasana

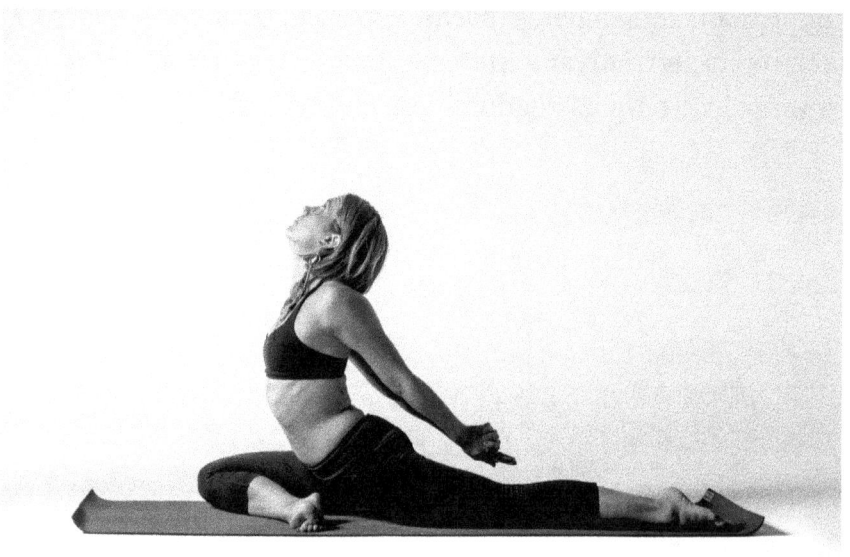

Come fare: La Posizione del Piccione Reale si presenta in diverse variazioni. In questa variante, le gambe rimangono entrambe sul materassino mentre la parte superiore del corpo è verticale.

Comincia a quattro zampe. Metti le mani leggermente più avanti delle spalle e le ginocchia direttamente sotto le anche.

Ora fai scivolare il ginocchio destro in avanti, in maniera leggermente diagonale, verso il polso sinistro.

Fai quindi scivolare la gamba sinistra indietro e raddrizzala. Abbassati davanti alla coscia sinistra verso il pavimento. Mantieni le anche quadrate di fronte al materassino e abbassa la natica destra verso il materassino. Infine, posiziona il tallone destro proprio di fronte all'anca sinistra. Le gambe sono ora dove dovrebbero essere.

Metti quindi le mani di fronte a te e solleva il torso, spingendo via dal materassino. Premi il coccige verso il basso e allunga la spina dorsale immaginando di essere tirato in su da una corda attaccata alla cima della tua testa. Quando sei in posizione eretta, muovi le braccia dietro la schiena incrocia le dita delle mani.

Ruota le spalle all'indietro e piega leggermente la schiena, formando una leggera curva. Lascia che la curva continui su collo e testa guardando in alto.

Mantieni la posizione per 1 minuto.

Per uscire dalla posizione, porta le braccia di fronte a te mentre espiri. Metti le mani sul materassino, premendo le dita sul pavimento. Spingiti su nella posizione del Cane a Testa in Giù. Chiudi gli occhi e sii consapevole dell'effetto della posizione.

Quando hai finito, esegui la posizione al contrario, con il ginocchio sinistro spinto in avanti e la gamba destra dritta dietro di te. Finisci riposando nella Posizione del Bambino, con un momento di consapevolezza.

Benefici: La Posizione del Piccione Reale è la migliore per l'apertura delle anche. Favorisce la flessibilità di cosce, ginocchia, muscolo psoas, addome, anche, inguine, petto, spalle e collo. È ottima anche per chi soffre di disordini urinari.

Controindicazioni: Non eseguire questa posizione se hai lesioni a caviglia, ginocchio o sacroiliache. Inoltre stai attento ad anche o cosce strette. Nonostante si tratti di una delle migliori posizioni per aprire le anche, non provocarti lesioni spingendo troppo. Ricorda che una posizione yoga deve essere stabile e comoda.

Variante: Riposa il torso sulla gamba davanti. Questo rende più semplice rendere l'allungamento più profondo e mantenere la posizione più a lungo.

16. Posizione Testa sul Ginocchio – Janu Sirsasana

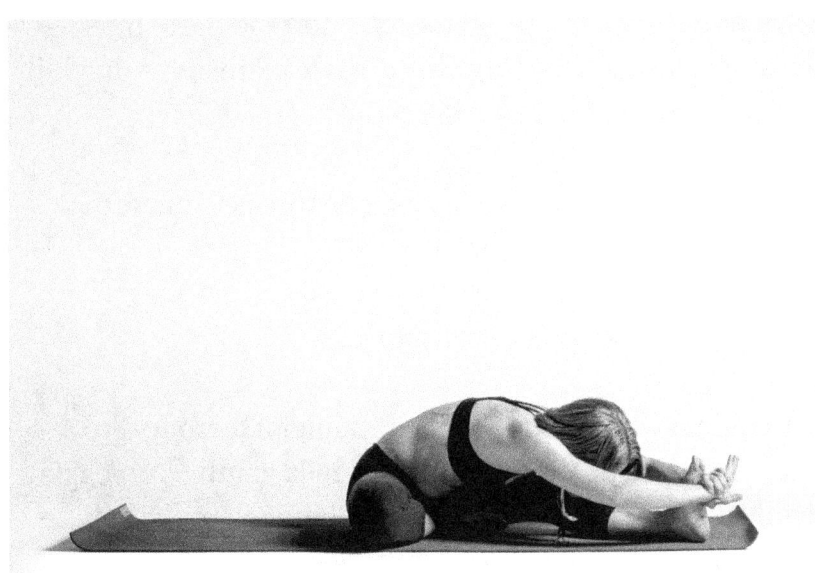

Come fare: Questa posizione è simile alla Posizione del Piegamento in Avanti da Seduti che hai imparato nel capitolo 'Posizioni yoga per principianti'. Tuttavia, in questa posizione un ginocchio è piegato.

Comincia con il sederti sul materassino da yoga con le gambe allungate e dritte di fronte a te. Piega il ginocchio destro e porta la pianta del piede destro sull'interno della coscia sinistra. Tieni la gamba sinistra dritta.

Inspira, allunga il torso e mantieni la spina dorsale allungata. Mentre espiri, dispiega le anche e ripiega la gamba sinistra. Se riesci, toccati le piante o le dita del piede sinistro con le mani.

Appoggia la fronte sul ginocchio sinistro. Ruota il torso leggermente a sinistra, poggiando per terra la parte interna della coscia destra. Tieni la spina dorsale allungata e dividi il peso equamente sulle ossa della seduta.

Ogni volta che inspiri, allunga la spina dorsale e quanto espiri, piegati più a fondo nella curva.

Mantieni la posizione per 1 minuto.

Per uscire dalla posizione, inspira e spingi il torso in alto. Rilascia il ginocchio piegato e raddrizza la gamba. Appoggia le mani sulle cosce o lungo i fianchi. Chiudi gli occhi e sii consapevole dell'effetto della posizione.

Quando hai finito, esegui la posizione al contrario, con la gamba destra raddrizzata di fronte a te e la pianta del piede sinistro premuta sulla tua coscia sinistra.

Benefici: La Posizione Testa sul Ginocchio migliora circolazione sanguigna e ha un effetto di guarigione sugli organi addominali. Tonifica fegato e milza, attiva i reni, migliora la digestione, rimuove la costipazione ed è positva se soffri di problemi urinari e malattie della vescica. Viene anche usata per dare sollievo alla sindrome premestruale e ai sintomi della menopausa. Questa posizione fa ruotare delicatamente la spina dorsale e fornisce un profondo allungamento di muscoli ischiocrurali, inguine e lati del tronco. Rafforza i muscoli di gambe e addome e assottiglia i fianchi.

Controindicazioni: Non eseguire questa posizione se hai la diarrea. Se hai una lesione alla schiena o al ginocchio, stai attento quando inizi questa posizione: è consigliabile eseguire questa posizione solo sotto la supervisione di un insegnante di yoga esperto.

17. Plank / Posizione del Bastone a Terra – Chaturanga Dandasana

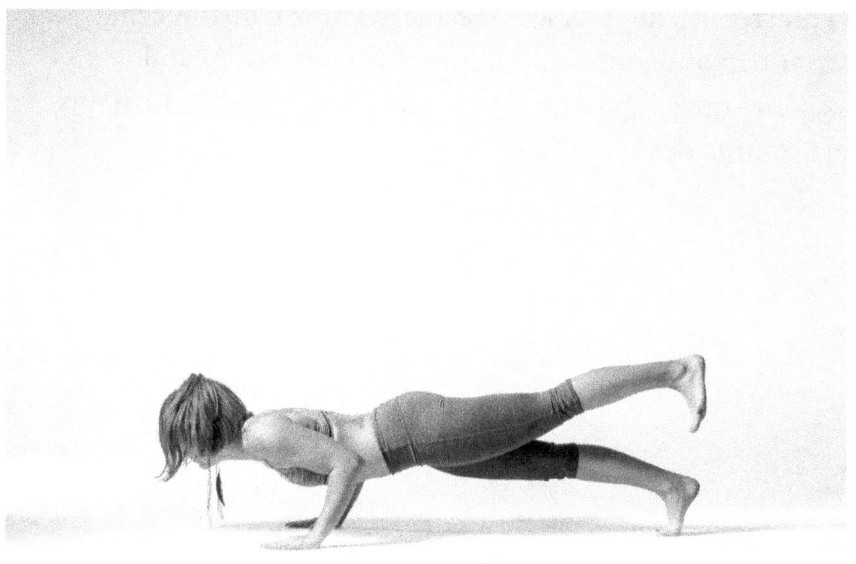

Questa posizione si chiama Posizione del bastone a terra o Plank. Qui useremo il nome Plank.

Come fare: Inizia con una posizione a quattro zampe. Metti le mani direttamente sotto le spalle, con i palmi sul materassino. Le ginocchia devono essere direttamente al di sotto delle anche.

Ora estendi la gamba sinistra e raddrizzala. Fai lo stesso con la gamba destra. Infila le dita dei piedi al di sotto. Mentre ti appoggi alle dita dei piedi, allunga i talloni verso il retro della stanza. Solo le mani e le punte toccano il pavimento. Mantieni il petto aperto. Fissa il materassino tra le tue mani, oppure guarda di fronte a te.

La testa, il tronco, le anche, le gambe e le ginocchia sono in aria. Assicurati che il tuo corpo sia in linea retta, parallelo al materassino. Allunga il collo e la schiena. A volte le anche e le natiche puntano un po' in aria, oppure gravitano verso il materassino. Un buon modo di controllare l'allineamento corpo è eseguire questa posizione di fronte ad uno specchio.

Mantieni la posizione per un minimo di 10 secondi. Sfida te stesso a mantenerla più a lungo, anche fino a un minuto. Se diventa arduo e vuoi continuare a spingere un po' più a lungo, solleva una gamba in aria per qualche secondo (come si vede nell'immagine sopra) e poi passa all'altra gamba. Poi posiziona i piedi di nuovo sul materassino.

Per uscire dalla posizione, posiziona il tuo corpo sul materassino mentre espiri. Chiudi gli occhi e sii consapevole dell'effetto della posizione.

Benefici: Il Plank è una delle posizioni migliori per allungare e tonificare i muscoli del tuo *core*. Dopo qualche momento, sentirai come sono contratti tuoi muscoli addominali e i muscoli della schiena. Se non alleni regolarmente questi muscoli, potresti tremare un po'. È naturale. Con il tempo sarai in grado di mantenere la posizione più a lungo, se continui ad eseguirla.

Questa posizione rafforza anche spalle, braccia e polsi. È un'ottima posizione per preparare il corpo alle posizioni di equilibrio sulle braccia più difficili, come ad esempio la

Verticale, di cui parliamo nel prossimo capitolo 'Posizioni yoga per esperti'. In generale, il Plank è eccellente per migliorare la postura del corpo!

Infine, dal momento che impari come mantenere la respirazione quando il corpo è sotto stress, il Plank ti allena a rimanere calmo in situazioni stressanti fuori dal materassino.

Controindicazioni: Non eseguire questa posizione se hai l'osteoporosi. Se hai la sindrome del tunnel carpale, appoggiati sugli avambracci invece che sulle mani. Inoltre, puoi portare le ginocchia verso il materassino per una versione del Plank più leggera.

Variante: Se questa posizione è troppo difficile, solleva una gamba in aria per qualche secondo. Poi porta il piede indietro, verso il materassino e solleva l'altra gamba in aria, di nuovo per qualche secondo. Alternativamente, sperimenta con il portare le ginocchia verso il materassino o appoggiarti sugli avambracci.

18. Posizione della Barca completa – Paripurna Navasana

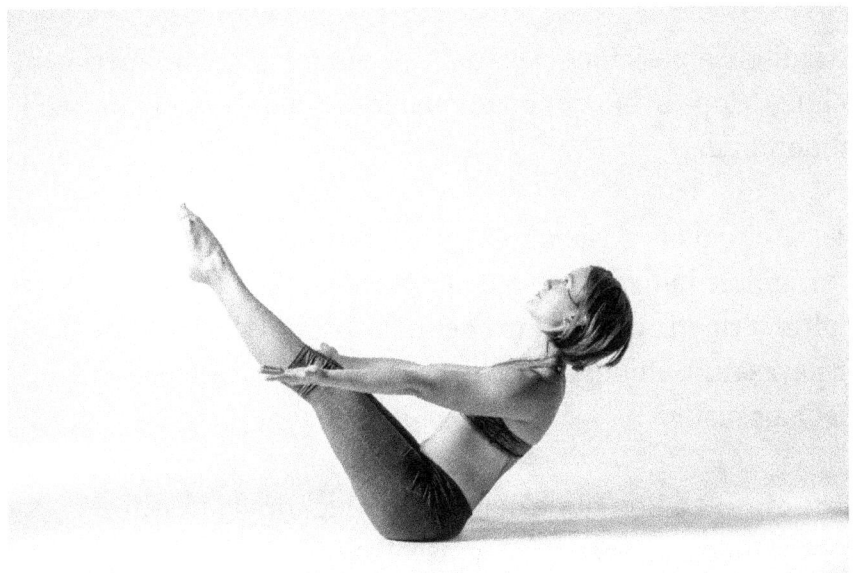

Come fare: Questa posizione è la versione completa della più semplice variante che hai imparato nel nel capitolo precedente. La differenza è che in questa posizione sollevi la testa da terra.

Appoggiati sulla schiena, con le braccia lungo il torso. Inspira e solleva gamba e tronco simultaneamente mentre trattieni il respiro. Contrai i muscoli addominali ed estendi le gambe, sollevandole ad un angolo massimo di 45 gradi. Non piegare le ginocchia. Espira.

Stai in equilibrio sulle natiche e solleva le braccia. Mantienile parallele al suolo e diritte. I palmi possono essere rivolti verso l'alto o verso il basso. Se le spalle sono curve, concentra lì la tua attenzione e rilassale mentre espiri lentamente.

Tieni la spina dorsale dritta e fissa il soffitto o i tuoi piedi.

Mantieni la posizione per 10-15 secondi. Puoi mantenerla più a lungo dopo aver sviluppato una forza maggiore nei muscoli addominali.

Per uscire dalla posizione, espira e rilascia gambe e braccia, portandole indietro verso il materassino. Ripeti 5 volte. Dopo l'ultima ripetizione, mettiti nella Posizione del Cadavere (Shavasana), chiudi gli occhi e sii consapevole dell'effetto della posizione.

Benefici: La Posizione della Barca migliora la postura tonificando e rafforzando i muscoli addominali, i flessori delle anche e la spina dorsale. Allunga anche i muscoli ischiocrurali. Inoltre, questa posizione migliora la digestione e stimola reni e intestini, oltre a la prostata e le ghiandole tiroidee. Lo sforzo assoluto richiesto per mantenere questa posizione migliora la sicurezza in se stessi. Infine, rimanendo rilassati e continuando a respirare in questa difficile posizione, stai imparando a gestire meglio lo stress.

Controindicazioni: Non eseguire questa posizione se soffri di dolore addominale acuto.

Variante: Se questa posizione è troppo difficile, prova la prova la variante più semplice del capitolo 'Posizioni yoga per principianti'.

19. Posizione della Panca all'insù – Purvottanasana

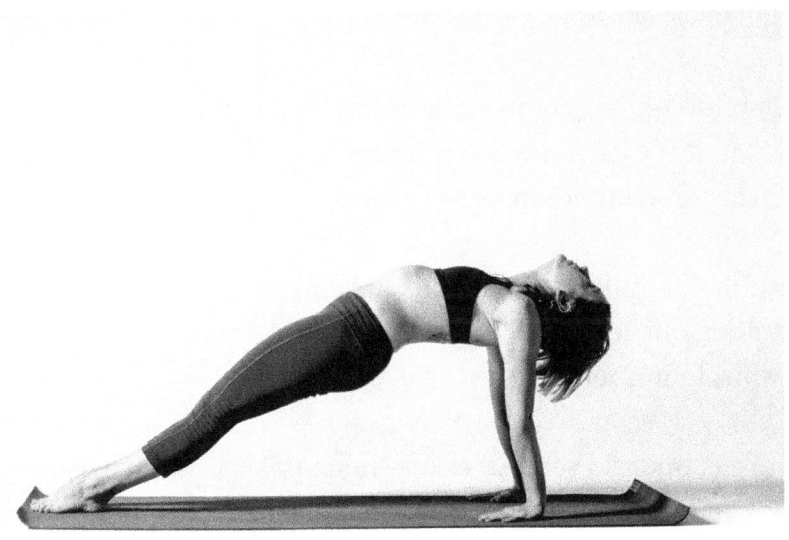

Come fare: Inizia in posizione seduta, nel mezzo del tuo materassino da yoga. Le gambe sono distese e dritte di fronte a te.

Il tuo tronco deve essere perpendicolare al materassino, con le spalle ruotate all'indietro e rilassate. Lascia che le braccia penzolino dritte vicino al tronco. Metti le mani sul materassino lungo le anche, con i palmi rivolti verso il basso.

Adesso piega le ginocchia, appoggiando i piedi sul materassino. Mantieni una distanza di almeno un piede tra le caviglie e le natiche.

Mentre inspiri, solleva le anche, premendo le mani e i piedi contro il materassino. Cerca di mettere il tuo corpo in una posizione di piano traverso: il tuo tronco e la parte superiore delle gambe sono paralleli, la parte inferiore delle gambe e delle braccia sono perpendicolari.

Quando hai raggiunto la stabilità, estendi le gambe, una alla volta. Raddrizzale verso il punto in cui le piante dei piedi toccando completamente il materassino.

Ruota all'indietro le scapole, aprendo il petto. Se senti un po' di tensione, concentra la tua attenzione e rilassati mentre espiri lentamente.

Infine, quando senti di essere nella posizione corretta, abbandona lentamente all'indietro la testa. Tieni il collo rilassato. Chiudi gli occhi oppure guarda il soffitto delicatamente.

Mantieni la posizione per circa 30 secondi.

Per uscire dalla posizione, abbassa le natiche mentre espiri. Siediti dritto, con le gambe estese di fronte a te. Appoggia le mani sulle cosce o lungo le anche. Chiudi gli occhi e sii consapevole dell'effetto della posizione.

Benefici: In modo simile alla posizione Plank normale, la Posizione della Panca all'insù è ottima se vuoi lavorare sulla forza del tuo *core*: ha un effetto meraviglioso ha un effetto meraviglioso sulla tua postura. Rafforza i muscoli di braccia, polsi, parte superiore della schiena, addome e gambe. Ma al contrario della Posizione Plank, questa posizione allunga anche le spalle e specialmente il petto e la parte anteriore delle caviglie.

Dato che questa posizione è ottima per energizzare il corpo, essa risulta eccellente per superare l'affaticamento.

Controindicazioni: Non eseguire la Posizione della Panca all'insù se hai lesioni alle spalle o ai polsi o la sindrome del tunnel carpale. C'è molta pressione sui polsi in questa posizione, quindi dovrai stare attento.

Variante: Mettiti in posizione di panca traversa se la posizione completa con le gambe dritte è troppo difficile da eseguire. Se la posizione è dolorosa sul collo, appoggia la testa contro una parete o su una sedia.

20. Posizione dell'Aratro – Halasana

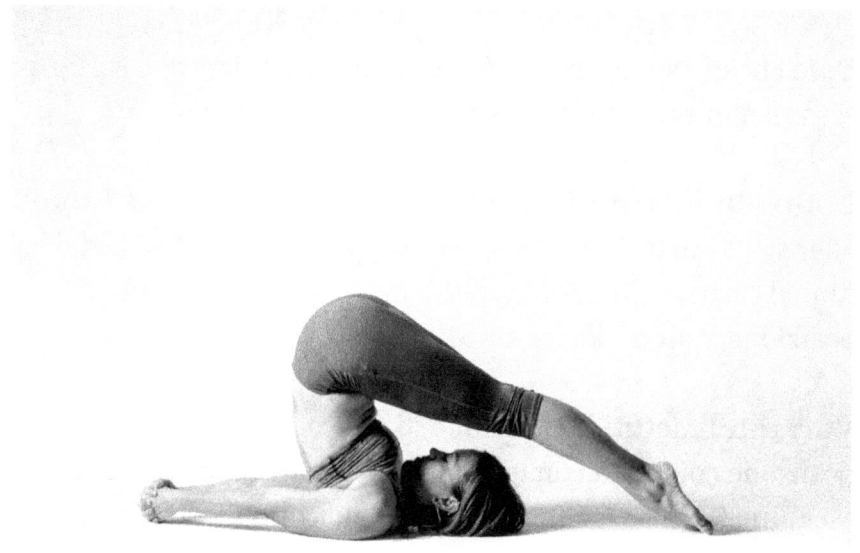

Come fare: Comincia distendendoti sulla schiena sul tuo materassino da yoga, con le braccia accanto a te. Piega le ginocchia, metti le piante dei piedi piatte sul materassino.

Adesso inspira e raddrizza le gambe. Usa i muscoli addominali per sollevarle a 90 gradi, in modo che siano in posizione verticale. Il tuo torso rimane piatto per terra, orizzontale.

Sposta con le gambe oltre la testa in un angolo di 180 gradi, finché le dita dei piedi non toccano il materassino. La tua schiena dovrebbe essere perpendicolare al materassino. Può essere difficile toccare il pavimento con le dita dei piedi. Lavora sulla respirazione per assumere una posizione più profonda, alla fine la otterrai. Puoi anche provare la variante descritta sotto. Non piegare le ginocchia, tieni le gambe dritte tutto il tempo.

Metti in equilibrio il peso sulle scapole. Mantieni la testa ferma: non ruotarla a destra o a sinistra, in quanto questa posizione genera pressione sul collo.

Poi sposta le braccia dietro la schiena e incrocia le dita delle mani.

Mantieni la posizione per 2-3 minuti. Per uscire dalla posizione, metti le mani sul materassino con i palmi rivolti verso il basso. Solleva le gambe dal pavimento e spingile sopra la testa, con un ampio arco. Appoggia braccia e gambe sul materassino nella Posizione del Cadavere (Shavasana). Chiudi gli occhi e sii consapevole dell'effetto della posizione.

Benefici: Come le posizioni delle Mani sotto i Piedi e del Piegamento in Avanti da Seduti, la Posizione dell'Aratro è una delle posizioni classiche dello yoga. Calma il cervello e riduce stress e affaticamento. Spalle, muscoli della schiena e muscoli ischiocrurali vengono profondamente allungati. La circolazione sanguigna in tutto il corpo risulta aumentata. La Posizione dell'Aratro riduce anche il mal di schiena. Nutre gli organi come la ghiandola della tiroide, i reni, la milza e il pancreas e favorisce la perdita di peso, espellendo il grasso corporeo e addominale.

Controindicazioni: Non eseguire questa posizione se hai pressione alta, malattie cardiache, ernia addominale avanzata, diarrea, lesione al collo o asma.

Variante: Se la tua flessibilità non ti consente di toccare il materassino con le dita dei piedi, appoggia le dita dei piedi su uno o più blocchi da yoga. Puoi anche eseguire la Posizione dell'Aratro contro il muro, con le piante dei piedi che spingono pressing contro il muro.

7. Posizioni yoga per esperti

Insegnante: *"Ok, ragazzi, adesso voglio passare ad una verticale su treppiede. Se non vi sentite a vostro agio, non c'è problema. Potete semplicemente mettervi sul materassino nella Posizione del Bambino."*
Studente: *"Sissignora."*
Insegnante: *"Guarda, se vuoi puoi semplicemente distenderti nella Posizione del Bambino."*
Studente: *"Shhppppppaaaaaa! Ce la faccio, ce la faccio!"*
Insegnante: *"Non voglio che ti rompi l'osso del collo, quindi..."*
Studente: *"Che succede? Le mie gambe, ecco cosa succede!"*
Insegnante: *"Faremo una verticale tranquilla oggi."*
Studente: *"Sto facendo una verticale, ca**. Sto facendo una verticale."*
Insegnante: *"Ok, allora, perché non rilasciamo, semplicemente?"*
Studente, cadendo per terra: *"Grazie a Dio!"*

Scena eliminata da Non mi Scaricare (2008)

Questo capitolo contiene 10 posizioni yoga per esperti. Di tutte le posizione presenti in questo libro, queste sono le più difficili da eseguire. Ne valgono tutte la pena, però! Eseguirle correttamente ti darà un grande senso di soddisfazione e le posizioni sono anche ottime per sviluppare forza nel *core*.

Ricorda però che lo yoga riguarda soprattutto la costruzione di consapevolezza, non il fitness. Nella nostra società occidentale, siamo inondati di immagini di persone super flessibili o forti che eseguono posizioni yoga incredibili. Lo Yoga potrebbe sembrare semplicemente un'altra forma di esercizio in cui la gente compete per essere la migliore.

Anche se può essere bello vedere una persona che esegue perfettamente una posizione difficile, lo yoga non è stato creato per trasformare una persona in acrobata. Il suo scopo era – ed è ancora – quello di aiutare il praticante a realizzare la propria natura apportando equilibrio al corpo e alla mente.

Lascia fuori dalla porta il tuo ego e non sforzarti. Se pratichi con costanza, la tua flessibilità e forza aumenteranno e sarai in grado di eseguire le seguenti posizioni yoga per esperti.

***

21. Posizione Fronte al Ginocchio in Piedi – Dandayamana Janushirasana

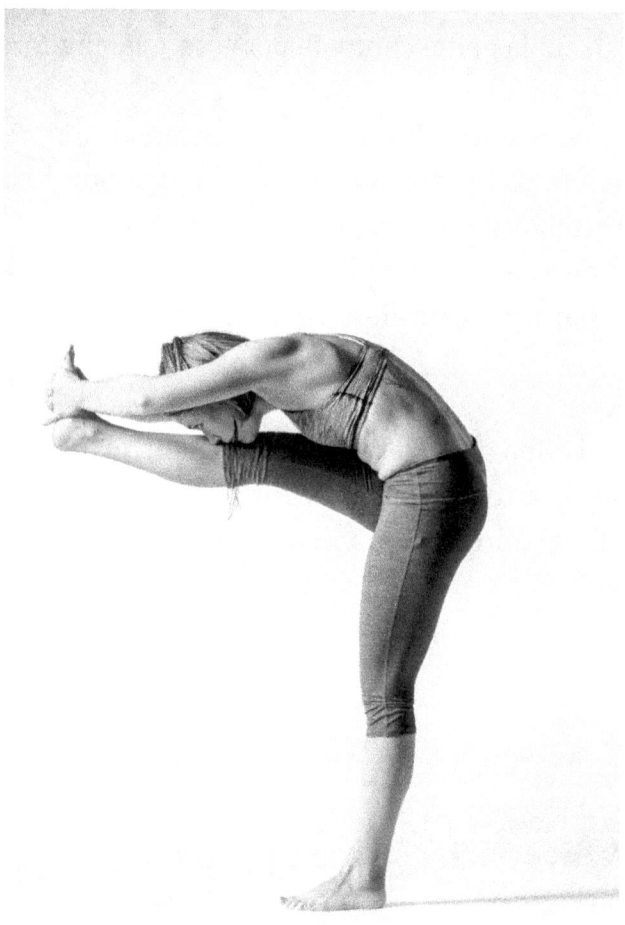

Come fare: Inizia in posizione eretta di fronte o in mezzo al materassino da yoga. Distribuisci il peso equamente sui piedi. Poi sposta lievemente il peso sul tuo piede sinistro, con la la parte interna del piede posizionata fermamente sul pavimento. Piega la gamba destra e sollevala, allacciando le dita delle mani sotto la pianta del piede. Tieni la gamba sinistra dritta. Il tuo petto si incurverà un po' in avanti e questo va benissimo, ma mantienilo sollevato.

Ora calcia la gamba destra in avanti. Cerca di raddrizzarla, flettendo le dita dei piedi all'indietro, verso il tuo viso. Potrebbero volerci un paio di calci per arrivarci, specialmente se i tuoi muscoli ischiocrurali sono rigidi: l'obiettivo è estendere la gamba al punto in cui è parallela al materassino.

Le tue gambe sono ora in posizione. Piega quindi i gomiti verso il basso, spostando la parte superiore del corpo in avanti. Prova a toccare il muscolo del polpaccio con i gomiti.

Infine, muovi il mento verso il petto e continua a muovere la parte superiore del tuo corpo in avanti, abbassando la fronte sul ginocchio destro.

Quando sei in posizione finale, mantieni l'equilibrio e rilassati in posizione.

Mantieni la posizione per 2-3 minuti.

Per uscire dalla posizione, alzati inspirando e rimetti i piedi sul materassino e le braccia lungo il corpo. Chiudi gli occhi e sii consapevole dell'effetto della posizione.

Dopo aver completato la posizione, eseguila dall'altro lato, con la gamba sinistra raddrizzata di fronte a te e stando in equilibrio sulla gamba destra.

Benefici: La Posizione Fronte al Ginocchio in Piedi è una posizione difficile da eseguire e quindi aiuta a costruire forza mentale, concentrazione, forza di volontà e pazienza. Il piegamento in avanti comprime gli organi addominali, rivitalizzandoli tramite un migliore flusso sanguigno. Questa posizione migliora anche la forza fisica. La flessibilità del nervo sciatico viene migliorata, mentre i muscoli addominali e le cosce vengono tonificati. Le strutture dei tessuti morbidi che costituiscono il ginocchio risultano rafforzate, cosa che previene l'usura della cartilagine del ginocchio.
Tendini, muscoli ischiocrurali, bicipiti dei muscoli delle cosce e muscoli della schiena sono rafforzati e tonificati.

Controindicazioni: Non eseguire questa posizione se hai lesioni alla caviglia, al ginocchio o alla zona lombare, se hai subito una recente operazione alle braccia, se hai il gomito del tennista o se sei incinta.

22. Posizione del Mezzo Loto in Equilibrio – Padangustha Padma Utkatasana

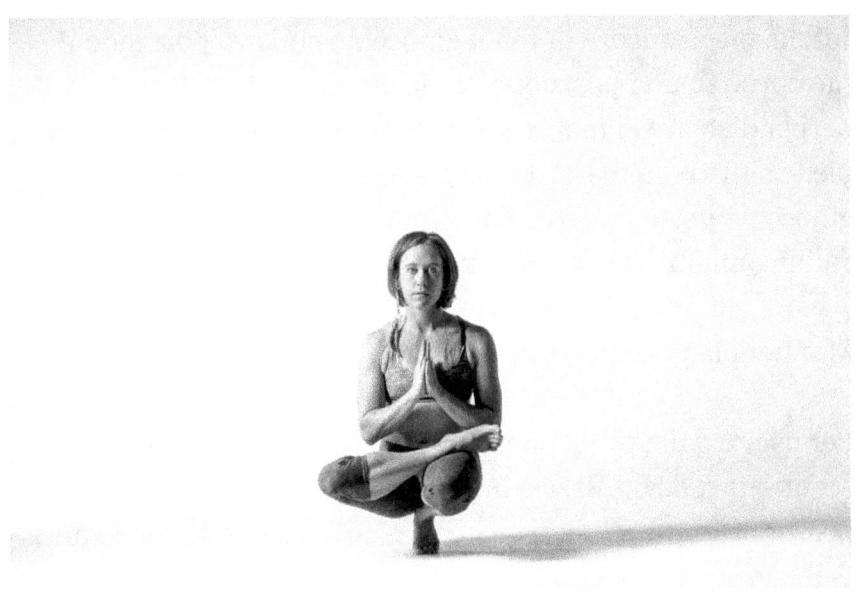

Come fare: Inizia in posizione eretta sul materassino da yoga. Distribuisci il peso equamente sui piedi.

Afferra il piede destro e solleva il tallone. Mettilo sopra la parte superiore della gamba sinistra, preferibilmente sulla coscia. Piega un po' il ginocchio sinistro. Allunga la spina dorsale, mentre punti il coccige verso il pavimento.

Solleva le braccia sopra la testa, unendole in posizione di preghiera. Abbassale di di fronte al petto, in Anjali Mudra.

Poi piega la gamba sinistra, approfondendo lo squat. Sentirai un profondo allungamento dell'anca destra e sinistra. Continua ad allungare la spina dorsale, come se qualcuno ti tirasse verso l'alto con una corda attaccata alla cima della tua testa. Ruota le spalle all'indietro, mantenendole morbide.

Infine, piega ancora di più il ginocchio sinistro portando il tuo corpo in una posizione verticale completa, perpendicolare al materassino. Stando in equilibrio sul tuo piede sinistro, abbassa la tua anca destra. Premi anche il ginocchio destro verso il basso per approfondire l'allungamento dell'anca destra.

Mantieni la posizione per 1 minuto.

Per uscire dalla posizione, inspira e sollevati lentamente. Mentre ti sollevi, rilascia la gamba del Loto e ritorna in posizione eretta. Chiudi gli occhi e sii consapevole dell'effetto della posizione.

Dopo aver completato la posizione, eseguila in direzione opposta, sedendoti con la gamba destra piegata e il piede sinistro premuto sulla coscia destra.

Benefici: La Posizione del Mezzo Loto in Equilibrio allunga profondamente le cosce e i flessori delle anche. Se stai tutto il giorno seduto davanti al computer, questa è di sicuro la posizione che vorrai aggiungere alla tua pratica dello yoga! Questa posizione inoltre rafforza il *core* e i muscoli delle gambe ed è un'ottima posizione per allenare la concentrazione e migliorare l'equilibrio corporeo.

Controindicazioni: Non eseguire questa posizione se sei incinta. Stai attento sei hai lesioni a caviglia, anca o ginocchio: è meglio eseguire questa posizione sotto la supervisione di un insegnante di yoga esperto.

Variante: Se ti risulta difficile mantenere l'equilibrio, abbassa le braccia e metti le dita allungate sul pavimento per mantenere l'equilibrio.

23. Posizione della Gru (Corvo) – Bakasana

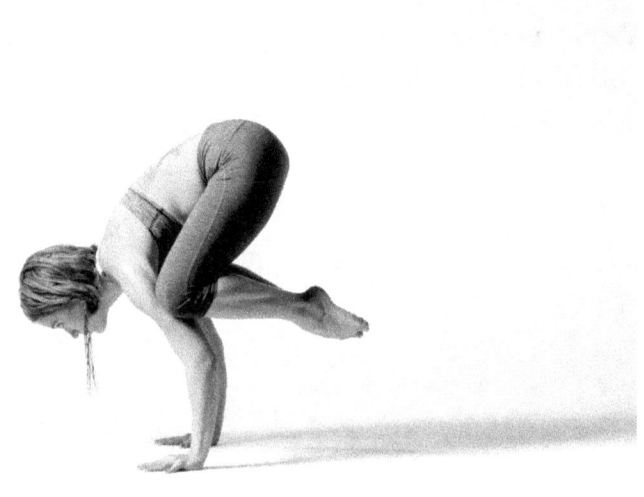

È facile confondere la Posizione della Gru con la Posizione del Corvo. Hanno entrambe origine dalla stessa posizione: Bakasana. La differenza è che i gomiti sono piegati nella Posizione della Gru e dritti nella Posizione del Corvo. Un altro modo di vederla è che la Posizione della Gru è la progressione della Posizione del Corvo. Le istruzioni per entrambe sono più o meno le stesse.

Come fare: Inizia assumendo una posizione da squat sul materassino da yoga. Le ginocchia sono più larghe delle anche e i piedi sono a distanza di qualche centimetro.

Metti le braccia fra le ginocchia, con i palmi delle mani piatti sul materassino. Premi la parte superiore delle braccia contro le tibie. Quando le braccia sono in posizione, premi le mani fermamente sul materassino, in preparazione al peso che fra poco dovranno sostenere.

In questa posizione, la parte anteriore del tuo torso sarà contratta e la schiena completamente curvata. Per farlo, mantieni il coccige vicino ai piedi.

Ora solleva le anche sollevando le punte dei piedi. Premi le ginocchia contro le ascelle e piegati leggermente in avanti, distribuendo il peso dietro alla parte superiore delle braccia.

Sposta quindi il peso in avanti, raddrizzando i gomiti sui polsi. Essi dovrebbero essere piegati a 90 gradi. Mentre espiri, piegati ancora di più in avanti. Le punte dei piedi dovrebbero essere libere dal materassino e il tuo peso in equilibrio sulla parte superiore delle braccia.

Il torso e le gambe sono ora in equilibrio dietro alla parte superiore delle braccia. Quando sei ancora un principiante in questa posizione, puoi fermarti qui, appollaiato in sicurezza sulle braccia piegate.

Infine, stringi le gambe contro le braccia. Raggiungi il petto in avanti e solleva un piede dal materassino. Poi solleva l'altro piede dal materassino. Prova a sollevare entrambi i piedi a livello dei gomiti.

Puoi mantenere la testa in posizione neutra oppure sollevarla leggermente. Tieni il collo rilassato il più possibile.

Questa è la Posizione del Corvo.

Per proseguire con la Posizione della Gru, premi fermamente le mani sul materassino e raddrizza i gomiti. Va bene se i tuoi gomiti formano un leggero angolo.

Mantieni la posizione per circa 30 secondi.

Per uscire dalla posizione, espira lentamente e ritorna alla posizione di squat iniziale. Chiudi gli occhi e sii consapevole dell'effetto della posizione.

Benefici: La Posizione della Gru (Corvo) è una è una posizione eccellente per migliorare l'equilibrio. Non solo rafforza il *core*, ma anche la parte superiore della schiena, le braccia e i polsi. Stimola e tonifica gli organi addominali.

Per la sua natura difficile, questa è una posizione molto energizzante. Ti rivitalizzerà, migliorerà la sicurezza in te stesso e ti farà sentire più forte.

Controindicazioni: Non eseguire questa posizione se sei incinta, hai una lesione al gomito o al polso, la sindrome del tunnel carpale, o lesioni alla zona lombare.

Variante: Questa posizione è un'ottima preparazione per altre posizioni di equilibrio sulle braccia, come la Verticale alla fine di questo capitolo. Quindi non abbandonarla troppo presto. Come principiante, potresti dover eseguire questa posizione fino al punto in cui i tuoi piedi si sollevano dal materassino. Quello che potrebbe ulteriormente aiutare è allargare le dita delle mani, in modo da aumentare la superficie delle mani e rendere più semplice l'equilibrio. Un altro suggerimento veloce per rimanere in equilibrio è guardare avanti e non dimenticare di mettere un cuscino o una coperta di fronte a te nel caso in cui dovessi atterrare sulla testa!

24. Posizione della Gru (Corvo) con Due Gambe Laterali – Dwi Pada Koundinyasana

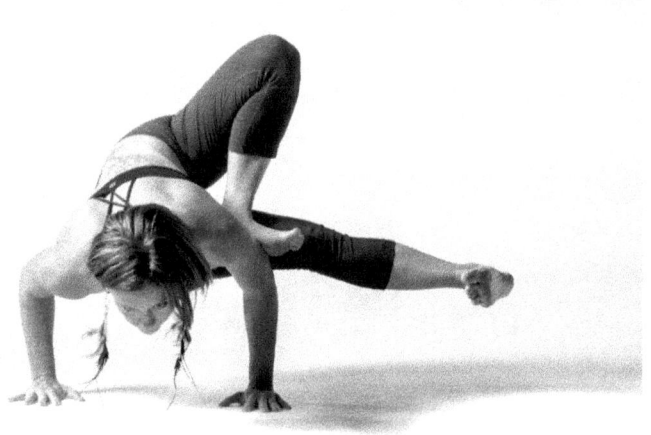

Questa è una variante della Posizione della Gru (Corvo), in cui le gambe sono estese su un solo lato. Nota: l'immagine sopra mostra una Posizione della Gru (Corvo) con Due Gambe Laterali in versione avanzata, in cui il ginocchio destro è piegato.

Come fare: Inizia in posizione squat sul materassino da yoga, in equilibrio sulle punte dei piedi. A differenza della Posizione della Gru (Corvo), mantieni le ginocchia vicine. Lascia che braccia lungo il corpo, sulla parte esterna delle gambe. Metti le punte delle dita sul materassino per mantenere l'equilibrio.

Adesso togli le punte delle dita dal materassino e ruota la parte superiore del corpo verso destra. Aggancia il gomito sinistro alla parte esterna della coscia destra. Abbassa l'ascella per avvicinarla alla coscia destra. Metti le mani sul materassino o sul pavimento. Dovrebbero essere alla stessa distanza delle spalle. Piegati un po' più a fondo nella posizione: il passaggio successivo sarà più semplice se ti senti piccolo e compatto.

Quando ti sei stabilizzato, inclinati in avanti piegando i gomiti e premendo sulla punta delle dita. Premi la coscia destra sulla parte superiore del braccio sinistro. Solleva il piede sinistro dal materassino ed estendi la gamba sinistra. Fai partecipare tutta la gamba!

Adesso sollevati sulla punta del piede destro, piegandoti in avanti. Poi solleva il piede destro dal materassino ed estendi la gamba destra sulla stessa linea della gamba sinistra. È difficile. Va bene se non riesci ad eseguire questa posizione la prima volta che ci provi. Continua a praticare e ricorda di rimanere rilassato, espirando lentamente.

Se vuoi spingerti un po' più in là, piega il ginocchio destro e solleva il piede sopra la gamba destra verso l'anca destra (come nella foto sopra).

Quando sei in posizione, mantienila per 10-20 secondi.

Per uscire dalla posizione, espira lentamente e riporta le gambe al centro. Ritorna alla posizione squat iniziale. Chiudi gli occhi e sii consapevole dell'effetto della posizione.

Rieti la posizione estendendo le gambe sul lato destro.

Benefici: La Posizione della Gru (Corvo) con Due Gambe Laterali è una posizione difficile che migliora il tuo senso dell'equilibrio. Rafforza spalle, braccia, polsi, *core* e anche. La rotazione migliora la flessibilità spinale, specialmente nella zona lombare. Stimola anche gli organi addominali, migliorando digestione e favorendo la perdita di peso.

Controindicazioni: Non eseguire questa posizione se sei incinta, hai una lesione al polso o la sindrome del tunnel carpale, oppure se hai una lesione nella zona lombare.

25. Posizione del Dondolo – Lolasana

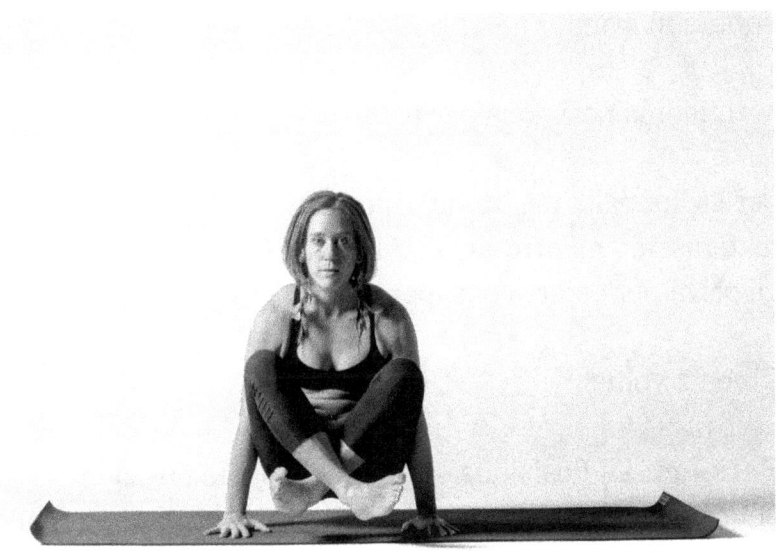

Come fare: Inizia sedendoti sulle natiche, con le gambe incrociate. Siediti dritto. Abbassa il coccige verso il materassino e allunga la spina dorsale. Immagina di essere tirato verso l'alto da una corda attaccata alla cima della tua testa.

Adesso metti le mani sul materassino, lungo le anche, con i palmi verso il basso. Allarga le dita delle mani. Questo ti aiuterà a mantenere l'equilibrio nella posizione.

Premi le mani sul materassino. Estendi le braccia e spingi il corpo verso l'alto, sollevando le natiche e i piedi dal materassino.

Tieni collo e spalle rilassati e la schiena perpendicolare al materassino. Puoi guardare in basso a destra di fronte a te oppure in avanti.

Mantieni la posizione per 10-20 secondi.

Per uscire dalla posizione, riporta le natiche verso il materassino mentre espiri. Allunga la spina dorsale e chiudi gli occhi per essere consapevole dell'effetto della posizione.

Ripeti 2 volte.

Benefici: La Posizione del Dondolo è una posizione molto potente. Rafforza i muscoli di braccia, polsi, petto e spalle e anche zona superiore della schiena e zona lombare, addome, regione delle anche e parte superiore delle gambe. In seguito, questa posizione produce anche una piacevole scarica di energia in tutto il corpo, che ti fa sentire rivitalizzato e pronto a tutto.

Controindicazioni: Non eseguire questa posizione se hai lesioni al gomito, lesioni al polso o sindrome del tunnel carpale, dolore alle spalle o problemi al collo. Evita questa posizione anche se sei incinta, hai la pressione alta o soffri di ipertensione.

Variante: Se sei molto flessibile nelle anche e riesci ad eseguire la Posizione del Loto (Padmasana), puoi provare anche la Posizione della Bilancia (Tolasana). Questa posizione è simile alla Posizione del Dondolo (Lolasana), ad eccezione del fatto che le gambe sono nella Posizione del

Loto.

26. Posizione con Pressione sulle Braccia – Bhujapidasana

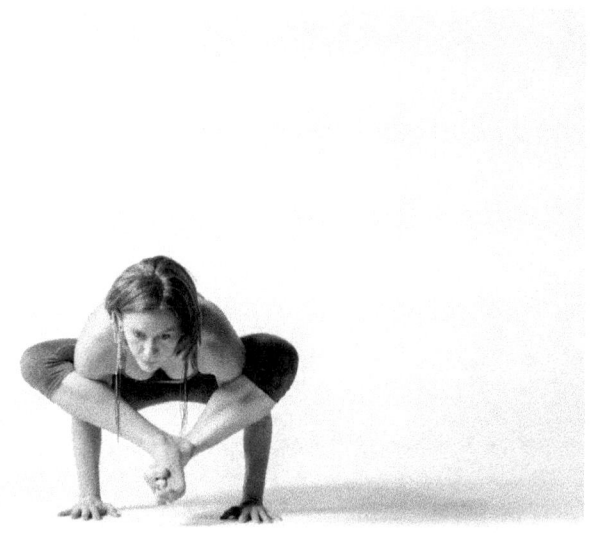

Come fare: Inizia in posizione squat sul materassino da yoga. Le ginocchia dovrebbero essere più larghe delle anche e i piedi distanti di qualche centimetro.

Inclina la parte superiore del tuo corpo in avanti tra le gambe, mettendo le mani sul materassino per stare in equilibrio, con i palmi rivolti verso il basso. Spingi le natiche e le anche verso l'alto, così la schiena è quasi parallela al materassino.

Poi sposta il braccio sinistro sotto la parte superiore della gamba sinistra e la tua mano sinistra sulla parte esterna del piede sinistro. Fai lo stesso con il braccio destro, sotto la parte superiore della gamba destra. La schiena si piegherà in avanti in questa posizione.

Adesso muovi il peso avanti e indietro, bilanciandolo tra mani e piedi. Mentre lo sposti all'indietro ancora una volta, estendi le braccia. Spingi il peso in avanti e solleva i piedi dal pavimento. Dal momento che l'hai spostato avanti e indietro, questo non dovrebbe essere troppo faticoso. Si tratta solo di tecnica!

Premi la la parte esterna delle braccia nell'interno coscia per stare in equilibrio. Infine, incrocia le gambe, mettendoci sopra la caviglia sinistra.

Mantieni la posizione per 30 secondi.

Per uscire dalla posizione, rilascia le gambe e torna in posizione squat. Chiudi gli occhi per essere consapevole dell'effetto della posizione.

Quando hai finito, ripeti la posizione, questa volta mettendo sopra la caviglia destra.

Benefici: La Posizione con Pressione sulle Braccia è una posizione eccellente per migliorare il tuo senso dell'equilibrio. Rafforza anche i muscoli di braccia, polsi, parte superiore del corpo, addome, regione delle anche e parte superiore delle gambe. Apre ottimamente le anche, tonificando allo stesso tempo la pancia.

Controindicazioni: Non eseguire questa posizione se hai una lesione ai polsi o la sindrome del tunnel carpale, una lesione ai gomiti, dolore alle spalle, o problemi al collo. Evita questa posizione anche se sei incinta, hai pressione alta o ipertensione.

27. Posizione del Piccione Reale su Una Gamba – Eka Pada Rajakapotasana

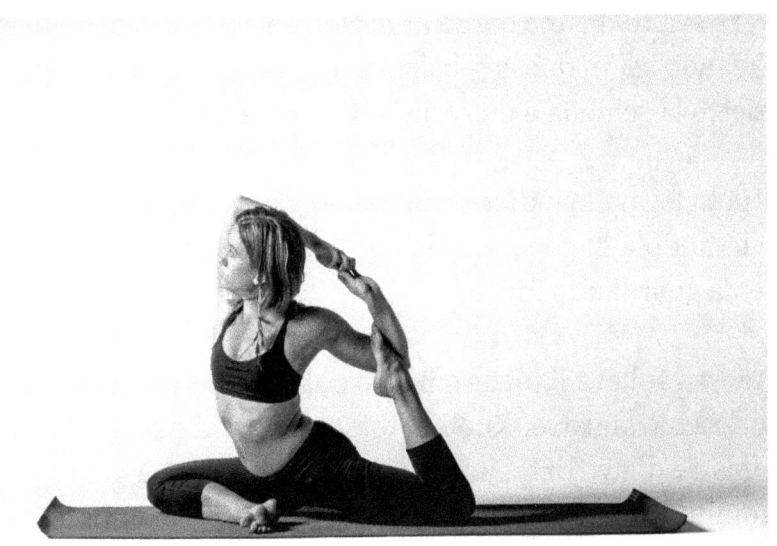

Come fare: Inizia con una posizione a quattro zampe. Metti le mani leggermente in avanti rispetto alle spalle e le ginocchia direttamente al di sotto delle anche.

Ora fai scivolare in avanti il ginocchio destro, leggermente in diagonale verso il polso sinistro.

Poi fai scivolare la gamba sinistra indietro e raddrizzala. Abbassa la parte anteriore della coscia sinistra verso il pavimento. Mantieni le anche quadrate di fronte al materassino e abbassa la natica destra verso il materassino. Infine, posiziona il tallone destro tallone destro di fronte al fianco sinistro. Le gambe sono ora in posizione.

Metti quindi le mani di fronte a te e solleva il torso, spingendoti via dal materassino. Spingi il coccige verso il basso e allunga la spina dorsale immaginando di essere tirato verso l'alto da una corda attaccata alla cima della tua testa. Quando sei in questa posizione eretta, sposta le braccia dietro la schiena e incrocia le dita delle mani.

Ruota le spalle indietro e piega leggermente la schiena, curvandola di poco. Lascia che la curva continui su collo e testa guardando in alto.

Adesso solleva il piede sinistro dal materassino e piega il ginocchio sinistro. Ruota il torso a sinistra e ruota il braccio sinistro dietro di te, premendo la parte interna del tuo gomito sinistro sulla parte interna del tuo piede sinistro. Infine, alza il braccio destro sopra la testa e afferra le dita della mano sinistra con quelle della mano destra. Mantieni il tuo sguardo in avanti.

Mantieni la posizione per 1 minuto.

Per uscire dalla posizione, espira e rilascia il piede. Metti le mani sul materassino di fronte a te, premendo le dita sul pavimento. Spingiti nella posizione del Cane a Testa in Giù. Chiudi gli occhi e sii consapevole dell'effetto della posizione.

Quando hai finito, ripeti la posizione dall'altro lato. Termina riposando nella Posizione del Bambino, con un momento di consapevolezza.

Benefici: La Posizione del Piccione Reale su Una Gamba è una posizione incredibile per aprire le anche e allungare le cosce. Aumenta la flessibilità in queste aree e inoltre apre petto e spalle. Stimola gli organi addominali e può aiutare con i disturbi urinari.

Controindicazioni: Non eseguire questa posizione se hai lesioni a caviglia, ginocchio o sacroiliache. Se le tue anche o cosce sono rigide, sarebbe meglio eseguire una posizione che apra delicatamente le anche come preparazione per la Posizione del Piccione Reale su Una Gamba.

Variante: Per prepararti a questa posizione, prima esegui la Posizione del Piccione Reale che hai appreso nel capitolo 'Posizioni yoga avanzate'. Puoi usare una fascia se non riesci a raggiungere il piede con la mano.

28. Posizione Seduta ad Angolo con Piegamento – Upavistha Konasana

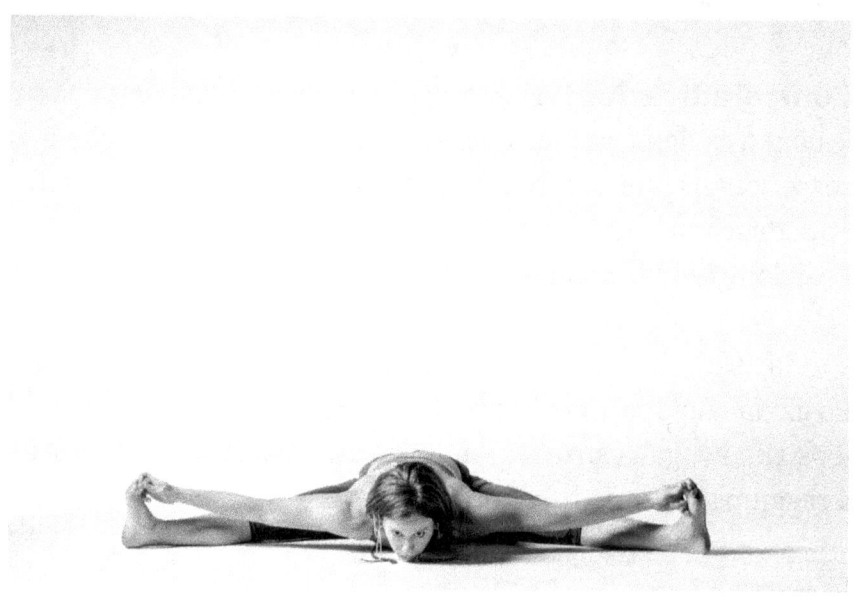

Come fare: Siediti dritto sul materassino, con le gambe allungate di fronte a te. Oscilla un po' da ciascun lato. Metti le mani per terra, con i palmi verso il pavimento e spingiti in alto.

Mentre espiri, apri le gambe e posizionale ad un angolo di 90 gradi. Spingi le dita verso il materassino e fai scivolare le natiche leggermente in avanti e apri le gambe ancora di più.

Poi allunga la spina dorsale e piegati in avanti partendo dalle anche, facendo camminare le mani in avanti tra le gambe. Per una posizione più profonda, allunga il torso inspirando e piegati in avanti durante l'espirazione.

Rimani così oppure allarga le braccia e afferrati le dita dei piedi.

Mantieni la posizione per 2 minuti.

Per uscire dalla posizione, rilascia le dita dei piedi e spingiti in su in posizione seduta, con le mani lungo il corpo. Riporta le gambe al centro, estese e dritte di fronte a te. Chiudi gli occhi e sii consapevole dell'effetto della posizione.

Benefici: La Posizione Seduta ad Angolo con Piegamento allunga profondamente la parte posteriore e interna delle gambe, rilassando molta della tensione dell'inguine. La curva in avanti stimola reni e fegato, migliora la digestione. Ha anche un effetto dimagrante, espellendo il grasso sul girovita. Per le donne, può dare sollievo ai sintomi delle mestruazioni. Infine, questa posizione ha un effetto calmante sulla mente.

Controindicazioni: Non eseguire questa posizione se hai asma o diarrea. Stai attento se hai dolori nella zona lombare. In questo caso è meglio eseguire la variante.

Variante: Se il piegamento in avanti è troppo difficile, o se hai una lesione nella zona lombare, tieni il torso dritto invece che piegarlo in avanti. Puoi anche mettere un blocco per lo yoga o una coperta piegata sotto le natiche come supporto.

29. Mezza Verticale – Ardha Adho Mukha Vrksasana

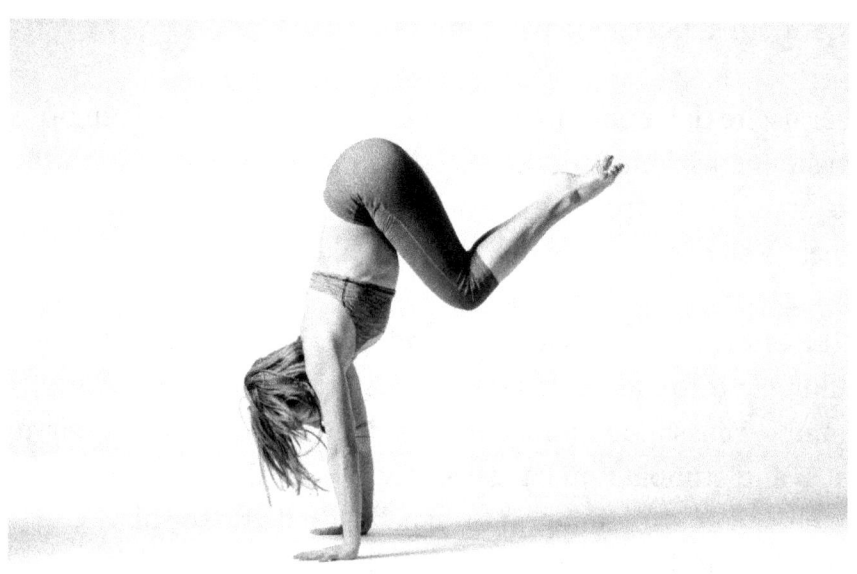

La Mezza Verticale è un'ottima preparazione per la Verticale completa, che verrà di seguito. Ma anche la sola pratica della Mezza Verticale può già fornire gli stessi benefici. Per prepararti a questa posizione, pratica altre posizioni di rinforzo come Cane a Testa in Giù, Plank, Posizione della Gru (Corvo) e Posizione del Dondolo.

Come fare: Comincia in posizione del Cane a Testa in Giù. Muovi le gambe, una dopo l'altra, per creare più spazio e riscaldare le gambe. Poi allunga entrambe le gambe e dividi il peso equamente tra braccia e gambe.

Mantieni lo sguardo fisso sul pavimento o sull'ombelico,

assicurandoti che non ci sia tensione nel collo. Se senti un po' di tensione in questa posizione, usa l'espirazione per rilasciarla.

Piega il ginocchio sinistro (non importa quale ginocchio pieghi, sentiti libero di piegare il ginocchio destro se preferisci), tenendo il ginocchio destro dritto e attivo. Saltella su e giù, lanciandoti con una spinta sulla gamba destra. I salti devono essere piccoli. Il punto è cercare di sollevare le gambe senza cadere.

Adesso metti entrambi i piedi sul materassino. Piega entrambe le ginocchia. Coinvolgi i muscoli addominali. Mantieni lo sguardo sul materassino. Espira e spingi! Prova a lanciarti fuori dal materassino con entrambe le gambe. Mantieni le braccia attive e diritte e premi le dita sul materassino, sollevando le anche sopra le spalle. Mentre cerchi il tuo centro d'equilibrio, probabilmente salterai su e giù diverse volte.

Continua a praticare finché riesci a mantenere le gambe in aria bilanciandoti sulle braccia. Non importa se le gambe sono o meno parallele al pavimento o piegate (come si vede nell'immagine). La cosa più importante è stare in equilibrio sulle sulle mani, con le gambe sollevate in aria.

Mantieni la posizione per 10 secondi alla volta.

Per uscire dalla posizione, abbassa nuovamente i piedi sul materassino. Riposa in Posizione del Bambino. Chiudi gli occhi e sii consapevole dell'effetto della posizione.

Benefici: La Mezza Verticale migliora il tuo senso dell'equilibrio e la coordinazione coinvolgendo i muscoli del tuo *core* mentre sei in equilibrio sulle mani. Rafforza i muscoli di spalle, braccia e polsi e allunga i muscoli addominali. Grazie alla concentrazione richiesta per mantenerti in equilibrio, il cervello ne risulta calmato. Questa può essere una pratica quasi meditativa, dà sollievo allo stress e alle sensazioni di depressione leggera.

Controindicazioni: Non eseguire questa posizione se hai una lesione di collo o spalle, una lesione della schiena, una lesione del polso o la sindrome del tunnel carpale. Inoltre, è meglio evitare di praticare questa posizione se hai mal di testa, pressione alta, o problemi di cuore.

Variante: Pratica la Mezza Verticale in posizione eretta con i piedi premuti contro il muro. Questo è un modo eccellente per imparare a trovare il tuo centro mentre metti in equilibrio il perso del tuo corpo sulle mani. Per praticare questa variante, inizia in posizione del Cane a Testa in Giù, con le gambe in direzione della parete. Cammina con i piedi sul muro, finché le gambe non sono dritte e parallele al materassino. La parte superiore e quella inferiore del corpo dovrebbero formare un angolo di 90 gradi l'una con l'altra. Esci dalla posizione camminando indietro con i piedi.

30. Verticale – Adho Mukha Vrksasana

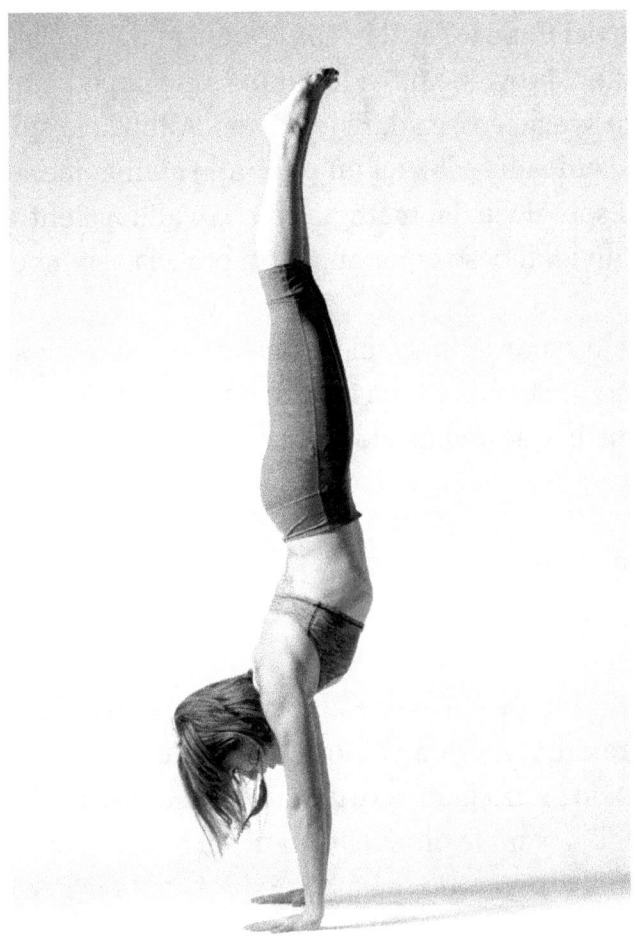

La Verticale è una delle posizioni più iconiche nello yoga e ti dà un vero senso di soddisfazione quando la riesci ad eseguire. Richiede molta forza nelle spalle e nelle braccia. Per prepararti a questa posizione, fai pratica con la Mezza Verticale e anche con posizioni come la Posizione della Gru (Corvo) e la Posizione del Dondolo.

Come fare: I primi passaggi per riuscire ad eseguire questa posizione sono simili alla Mezza Verticale. Inizia nella posizione del Cane a Testa in Giù, con le mani alla larghezza delle spalle. Muovi le Muovi le gambe, una dopo l'altra, per creare più spazio e riscaldare le gambe. Allunga la spina dorsale, dando alla schiena un profondo allungamento mentre ti spingi via dal materassino. Poi allunga entrambe le gambe e dividi il peso equamente tra braccia e gambe.

Mantieni lo sguardo fisso sul pavimento o sull'ombelico, assicurandoti che non ci sia tensione nel collo. Se senti un po' di tensione in questa posizione, usa l'espirazione per rilasciarla.

Fai qualche saltello su e giù per prepararti ad eseguire la Verticale completa.

Quando ti senti pronto a decollare, rimetti entrambi i piedi sul materassino. Piega un ginocchio e fai un passo mantenendo l'altra gamba dritta e attiva. Coinvolgi i muscoli addominali. Premi le dita delle mani sul materassino, mantenendo lo sguardo in basso. Espira, getta la gamba sinistra in alto e, con una spinta del piede destro, lascia che la gamba destra segua la sinistra seguendo un ampio arco. Estendi le gambe e raddrizza le ginocchia.

Il trucco è non cadere. Questo è il motivo per cui consiglio di fare prima pratica con la variante descritta di seguito. Quando getti le gambe in alto, mantieni il tuo *core* coinvolto nel sollevamento delle anche sopra le spalle. Mantieni la schiena dritta. Se è arcuata, è probabile che cadrai.

Quando ti sarai stabilizzato, equilibrando il peso del corpo sulle mani, rimani in posizione per 10-15 secondi. Quando la tua forza aumenterà e sarai in grado di mantenere la posizione più a lungo, prova a tenerla per un minuto.

Per uscire dalla posizione, riporta i piedi verso il materassino. Riposa nella Posizione del Bambino. Chiudi gli occhi e sii consapevole dell'effetto della posizione.

Benefici: La Verticale rafforza i muscoli di spalle, braccia, polsi, schiena e gambe. Inoltre allunga e tonifica i muscoli addominali. Migliora la coordinazione e il tuo senso dell'equilibrio. La forza del *core* risulta aumentata e il corpo viene profondamente energizzato. Calma il cervello, dà sollievo allo stress e ai sentimenti di depressione leggera. Allo stesso tempo, questa posizione insegna l'umiltà: eseguire una Verticale correttamente può richiedere molti tentativi falliti. Questo serve a ricordare che spesso impariamo più dal viaggio che dal raggiungimento della destinazione. Questa posizione ha anche un altro effetto sulla mente: dato che sei letteralmente sottosopra, eseguire questa posizione regolarmente ti può aiutare ad ottenere un punto di vista diverso su molti eventi della vita.

Controindicazioni: Non eseguire questa posizione se hai una lesione di collo o spalle, una lesione della schiena, una lesione del polso o la sindrome del tunnel carpale. Inoltre, è meglio evitare di praticare questa posizione se hai mal di testa, pressione alta, o problemi di cuore.

Variante: In modo simile alla Mezza Verticale, quando si esegue la Verticale per la prima volta è meglio farlo contro il muro. La posizione contro il muro è però differente. Comincia con il Cane a Testa in Giù, con le gambe che puntano lontano dal muro. La tua testa è più vicina al muro. Segui i passaggi descritti sopra, calciando le gambe in alto. Durante i primi tentativi, i talloni probabilmente colpiranno il muro. Questo va bene. Più costruisci forza e sviluppi un senso di equilibrio in questa posizione, più sarai in grado di trovare il tuo centro, fino a che non ti sentirai a tuo agio nel praticare senza parete.

Un'altra variante è l'esecuzione vicino al letto. Se cadi, atterrerai sul morbido. E la cosa migliore è che, in confronto alla parete, i tuoi piedi non sono sostenuti da nulla quando sono in aria. Perciò questa posizione potrebbe essere una buona posizione intermedia tra la pratica contro il muro e l'esecuzione della Verticale senza misure di sicurezza.

PARTE 2: APPROFONDIRE LA TUA PRATICA DELLO PRATICA

8. I Fondamenti della Tua Pratica dello Yoga

"Tutte le difficoltà dell'uomo sono causate dalla sua incapacità di sedersi in silenzio in una stanza da solo."

Blaise Pascal

<u>Insegnamento Chiave</u>: *Il primo passaggio per approfondire la tua pratica dello yoga è iniziare ogni pratica con la Consapevolezza del Respiro e terminarla nella Posizione del Cadavere (Shavasana).*

Ora conosci i fondamenti dello yoga e hai 30 diverse posizioni da esaminare. Quando cominci a praticare lo yoga e ne sperimenti personalmente i benefici, vorrai probabilmente approfondire la tua pratica.

Il primo passaggio è assicurarti di avere una transizione delicata nel cominciare e terminare ogni pratica. La parte fondamentale nella pratica dello yoga è una sequenza di posizioni yoga. Tuttavia, a prescindere dalle posizioni che esegui, ogni pratica dello yoga dovrebbe iniziare nello stesso modo:

- **Consapevolezza del Respiro:** ogni lezione di yoga dovrebbe <u>iniziare</u> con il diventare consapevoli di come

si respira. Respirare profondamente è il segreto del rilassamento del corpo e calma la mente. Una posizione yoga può essere eseguita correttamente solo se la respirazione è rilassata. Mantieni questa Consapevolezza del Respiro attraverso tutta la pratica dello yoga.
- **Posizione del Cadavere (Shavasana)**: ogni lezione di yoga dovrebbe <u>terminare</u> con la Posizione del Cadavere. In questa posizione, ti distendi con la schiena sul materassino da yoga e rilassi consapevolmente tutto il tuo corpo.

Diamo un'occhiata a come fare entrambe queste cose bene, in modo che tu possa apprendere i fondamenti della tua pratica dello yoga.

***

Consapevolezza del Respiro

Respirare profondamente è il segreto per rilassare il corpo e calmare la mente. Una persona sotto stress tende a fare respiri più superficiali di una persona rilassata. Di conseguenza, sii sempre consapevole di come respiri durante la tua pratica dello yoga. Ad esempio, quando esegui una posizione difficile potresti ritrovarti ad essere teso. Quando te ne rendi conto, rilassa consapevolmente le parti tese del tuo corpo e respira respira profondamente nella zona addominale. Questo ti renderà più semplice l'approfondimento della posizione.

Inizia sedendoti comodo. Puoi sederti su un cuscino sul

materassino da yoga o su una sedia, vanno entrambi perfettamente bene. Raddrizza la schiena e chiudi gli occhi. Ora metti la mano sinistra sul cuore e la mano destra sulla pancia pancia. Respira in maniera naturale.

Diventa consapevole di com'è la tua respirazione. Dove senti il tuo respiro? Senti la tua pancia che si muove quando inspiri o senti che si espande di più l'area del petto? Il respiro è rapido o lento? Qualunque cosa noti, cerca di non giudicarla o modificarla. Accetta il fatto che questa è la tua respirazione in questo momento.

Ora porta la tua consapevolezza sulla tua pancia e respira profondamente con essa. Senti come la pancia si espande mentre espiri e muovila indietro mentre inspiri. Rendi le tue espirazioni più lunghe rispetto alle inspirazioni, in quanto questo rilassa il tuo corpo.

Una respirazione appropriata è importante in ogni posizione yoga. Ad esempio, quando passi alle posizioni da esperto, i muscoli potrebbero entrare in tensione. Quando ne diventi consapevole, respira profondamente e rilassa consapevolmente le parti tese del tuo corpo. Questo faciliterà l'approfondimento della posizione e la potrai mantenere più a lungo.

***

Posizione del Cadavere – Shavasana

La Posizione del Cadavere sembra una posizione facile da eseguire. Ti stendi semplicemente sulla schiena, giusto? È proprio all'origine del suo nome! Tuttavia, è considerata la più difficile posizione yoga da eseguire correttamente. Ma perché?

La differenza tra la Posizione del Cadavere e il giacere sul divano consiste in quello che fai con la mente. La Posizione del Cadavere è un rilassamento cosciente in cui usi la mente per sentire e rilassare il corpo. Lo scopo della Posizione del Cadavere è rilassare consapevolmente il corpo senza addormentarsi, lasciandolo andare tutto. Molte persone non sono in grado di farlo. E quando, alla fine, ci riescono, tendono a perdere coscienza e addormentarsi.

Persino il Mahatma Gandhi, il leader del movimento indipendentista indiano nell'India sotto il dominio britannico e anche devoto praticante yoga, aveva difficoltà con la Posizione del Cadavere. Disse al suo insegnante che quella posizione per lui non funzionava. Tuttavia, ammise di farla per soli due minuti alla volta. Il suo insegnante gli disse: *"Shavasana dovrebbe avere un effetto lenitivo sui nervi. Dovresti uscirne come dal sonno, piuttosto ristorato."* Consigliò quindi a Gandhi di dedicare quindici minuti alla Posizione del Cadavere, in quanto due minuti erano troppo pochi.

Per eseguire bene la Posizione del Cadavere, devi farla lentamente. Consiglio di distendersi per almeno dieci minuti. Ne vale la pena. La Posizione del Cadavere è associata ai seguenti benefici per la salute:

- rilassa corpo e mente e ristabilisce la connessione tra

loro
- aiuta a ridurre la pressione alta
- dà sollievo ad ansia e depressione
- riduce l'affaticamento cronico
- allevia i disordini del sonno

E non ci sono controindicazioni. Tutti la possono eseguire!

Quindi come puoi eseguire la Posizione del Cadavere?

Inizia distendendoti sulla schiena. Se ti fa stare più comodo, puoi mettere un cuscino sotto la testa e coprire il corpo con una coperta. Stendi le gambe, che sono leggermente divaricate. Metti le braccia vicine al corpo e appoggia le mani sul pavimento. Più che in qualunque altra posizione, qui è importante chiudere gli occhi.

Senti il tuo corpo che diventa più pesante. Respira profondamente. Quando sei pronto, comincia a scannerizzare tutto il tuo corpo. Inizia con la gamba sinistra, comincia con le dita dei piedi e termina col capo. Senti la tua gamba sinistra che si rilassa, mentre la gamba destra non è ancora rilassata. Adesso rilassa la gamba destra. Fai la stessa cosa con il braccio sinistro e con quello destro. Poi senti come si rilassano le tue membra.

Continua rilassando i muscoli delle natiche e del pavimento pelvico. Rilassa i muscoli addominali. Continua quindi con i muscoli del petto. Rilassa la zona lombare, proseguendo lentamente verso l'alto. Adesso rilassa le spalle. Rilassa la gola e il collo.

Rilassa tutti i muscoli del viso. Adesso rilassa i muscoli specifici del viso. Rilassa la mandibola e le guance. Rilassa la lingua. Rilassa il naso e le orecchie. Rilassa le orbite e le sopracciglia. Rilassa la fronte, le tempie. Rilassa i muscoli in cima alla testa.

Adesso senti come tutto il tuo corpo è rilassato. Non terminare ancora la Posizione del Cadavere. Rimani con la sensazione di relax, con una piena consapevolezza. Cerca di trovare lo stato in cui sei rilassato al massimo ma non sei addormentato.

Pratica per almeno dieci minuti.

Consiglio 1: Prima di iniziare con la Posizione del Cadavere, solleva braccia e gambe. Contrai tutti i muscoli per cinque o dieci secondi. Poi lascia andare. In questo modo sei in grado di rilassarti ancora più a fondo.

Consiglio 2: Fai una registrazione audio della tua voce che dà le istruzioni al corpo. In questo modo, puoi seguire le tue stesse istruzioni durante la Posizione del Cadavere e rilassarti più profondamente. Puoi usare lo script incluso come **BONUS** gratuito alla fine di questo libro!

***

Adesso conosci i fondamenti della pratica dello yoga. A prescindere dalle posizioni che esegui, assicurati sempre di iniziare la tua pratica con la Consapevolezza del Respiro e terminarla con la Posizione del Cadavere.

I veri benefici dello yoga arrivano solo se vai regolarmente sul materassino. Ma come puoi creare una routine di yoga e renderla un'abitudine? È ciò di cui parleremo nel prossimo capitolo.

9. Come Rendere lo Yoga un'Abitudine

"L'abitudine è qualcosa che fai senza pensare, che è il motivo per cui la maggior parte di noi ne ha così tante. "

Frank A. Clark

<u>Insegnamento Chiave</u>: *Comincerai a sperimentare davvero i benefici dello yoga sulla salute quando avrai un ritmo di pratica regolare. Tuttavia, come per ogni cambiamento nello stile di vita, ci potrebbero essere degli ostacoli nel provare ad incorporare la pratica dello yoga nella tua normale routine giornaliera. Hai maggiori possibilità di successo se riesci a trasformare lo yoga in un'abitudine.*

Studi scientifici hanno mostrato che la forza di volontà è una risorsa limitata che può essere esaurita. Anche se la forza di volontà può essere usata per resistere a tentazioni a breve termine, dovrai sviluppare una nuova **abitudine** se vorrai resistere alle tentazioni a lungo termine.

Se vuoi trasformare il tuo corpo e sviluppare muscoli più forti, hai bisogno di sollevare pesi in palestra. Tuttavia, le tue braccia non cresceranno da un giorno all'altro: ci vuole una pratica costante. Con lo yoga è lo stesso. Otterrai i suoi benefici a lungo termine e che ti cambieranno la vita solo se la pratica dello yoga diventerà parte della tua routine. Praticare yoga deve diventare un'abitudine.

Per capire come funziona tutto questo, diamo un'occhiata a che cosa sono le abitudini.

***

Che cosa sono le Abitudini?

Nonostante il cervello rappresenta solo il 2-3 % circa del peso corporeo di un adulto, esso consuma circa il 20% dell'energia prodotta dal corpo. Per usare l'energia del corpo in maniera più efficace, il nostro cervello cerca continuamente nuovi modi di ridurre la quantità di energia che consuma.

Sviluppare abitudini.

Un'abitudine è una scelta che facciamo deliberatamente in un certo momento e poi smettiamo di pensarci, ma continuiamo a fare. Ogni giorno. Un pilota automatico.

Prendiamo ad esempio il fatto di guidare un'automobile. Non devi sapere come si guida una macchina quando nasci. Perciò alla tua prima lezione di guida, tutti i tuoi sensi sono all'erta. Hai entrambe le mani sul volante e sei concentrato sulla strada. Tutte le tue energie sono dirette alla guida dell'automobile!

Adesso saltiamo qualche anno. Stai andando al lavoro e stai guidando la tua automobile senza sforzo. Ci sono i Coldplay per radio. I tuoi pensieri vagano sulla presentazione che dovrai fare più tardi al lavoro. E, aspetta un attimo, non dimenticarti di comprare un pacco di caffè quando torni a casa! Quando finalmente arrivi in ufficio, potresti addirittura chiederti: come sono arrivato qui, ho preso la strada A o la strada B questa volta?

La ragione per cui sei arrivato in sicurezza al lavoro è che la guida è diventata un'abitudine. Imparare a guidare richiede la tua più completa attenzione. però, una volta capito come fare, potresti farlo quasi con il pilota automatico, e il tuo cervello ha a disposizione delle risorse di energia per altre cose che ha bisogno di processare.

Gli studi mostrano che il 40-45% di tutto ciò che facciamo ogni giorno è un'abitudine. Succede automaticamente.

Nel suo libro 'Il Potere dell'Abitudine', che è stato nella lista dei Best Sellers del New York Times per due anni, Charles Duhigg spiega che ogni abitudine è un circolo formato da 3 semplici ingredienti:

1. Segnale
2. Routine
3. Premio

Il segnale è ciò che scatena un comportamento automatico. La routine è il comportamento stesso. Il premio è quello che ottieni con quel comportamento.

Se vuoi cambiare una cattiva abitudine, ad esempio mangiare ciambelle ogni mattina, devi capire che cosa scatena questo comportamento. Una volta capito qual è il segnale che scatena il comportamento (la routine) e qual è il premio che ottieni, puoi iniziare a lavorare sul cambiamento del comportamento.

Ecco come funzionano le abitudini. Che cosa puoi usare per costruire l'abitudine alla pratica regolare dello yoga?

***

Trasformare lo Yoga in un'abitudine

Per assicurarti che gli effetti a lungo termine dello yoga trasformino davvero la vita attorno a te, dovresti raggiungere un punto in cui non hai più bisogno di spingere te stesso ad iniziare la pratica dello yoga. Stendere il materassino sarà automatico come spazzolarti i denti prima di andare a letto.

Una volta sul materassino, la consapevolezza di ciò che succede in quel momento è molto importante. Non pensare alle verdure da comprare, quando pratichi la Posizione del Piegamento in Avanti da Seduti, solo perché eseguire quella posizione è diventata un'abitudine. Quella che stai cercando di raggiungere è una situazione in cui non dipendi più dalla tua forza di volontà di andare verso il materassino.

Recenti ricerche scientifiche suggeriscono che ci vogliono circa 66 giorni per sviluppare una nuova abitudine, o per cambiarne una esistente. Ecco qui alcuni consigli per rimanere motivato durante questo periodo, in quanto stai lavorando sulla trasformazione delle tua pratica dello yoga in un'abitudine.

- **Chiediti PERCHÉ**: Per quale ragione vuoi praticare lo yoga? Forse vuoi ridurre lo stress e provare più fermezza. Oppure vuoi perdere peso? Qualunque cosa sia, scrivila su un pezzo di carta. Quando le cose si fanno dure, dai un'occhiata a quello che hai scritto per ricordare a te stesso perché stai facendo yoga.
- **Imposta un Obiettivo Chiaro**: Alla fine, lo yoga non consiste nel raggiungere un obiettivo specifico. Non è una gara. Tuttavia, impostare un obiettivo può aiutare moltissimo nel processo di costruzione dell'abitudine alla pratica regolare dello yoga. Dopo aver capito perché vuoi fare yoga, scrivi un altro obiettivo che desideri raggiungere nei prossimi due mesi. Forse si tratta di eseguire la Verticale per dieci secondi. Forse vuoi perdere qualche chilo. Oppure, semplicemente, vuoi fare yoga tre volte alla settimana per due mesi. Scrivilo e tieni traccia dei tuoi progressi.
- **Comincia in modo Semplice**: Roma non fu fatta in un giorno. È probabile finire per essere demotivati se si parte in fretta. Fallire nel tentar la Posizione della Gru (Corvo) ancora e ancora non fa sentire bene. Quindi non iniziare con quella posizione. Invece, inizia con le Posizioni yoga per principianti e costruisci forza e flessibilità da lì. Sapevi che il cervello non riesce a notare la differenza tra grandi e piccole vittorie? Il cervello rilascia ormoni del 'benessere' e dopamine a prescindere dal fatto che tu ti sia sforzato di tenere una posizione qualche secondo più a lungo del giorno prima o dieci minuti più a

lungo. Quindi inizia con semplicità, concentrati sull'ottenere piccole vittorie e sarai felice ogni volta che lo farai!

- **Pratica Yoga nello Stesso Orario, ogni Volta**: Se ricordi, un'abitudine è una scelta che fai deliberatamente in un certo momento e poi smetti di pensarci ma continui a farla. Per rendere più facile per il tuo cervello iniziare a vedere la pratica dello yoga come un'abitudine, praticalo sempre attorno alla stessa ora.
- **Identifica un Segnale:** Un segnale è ciò che scatena un certo comportamento. Questo trasforma il comportamento in un'abitudine. Scegliere una certa ora per la pratica dello yoga può essere un segnale potente. Può anche essere il tuo salutare frullato vegetale, che bevi per colazione ogni due giorni. Di qualunque cosa si tratti, puoi trovare o creare un segnale a cui far seguire sempre la pratica dello yoga, sarà facile trasformare la tua pratica dello yoga in un'abitudine.
- **Partecipa a Lezioni di Yoga**: Partecipare ad una lezione di yoga può essere molto motivante nella costruzione della pratica dello yoga come abitudine. Come beneficio aggiunto, una volta a lezione puoi semplicemente seguire le istruzioni dell'insegnante, che può aiutarti a perfezionare le posizioni praticate a lezione.
- **Usa la Tecnica Seinfeld**: Quando a Jerry Seinfeld è stato chiesto che cosa occorresse per diventare un buon comico, egli rispose che un buon comico scrive barzellette ogni giorno. Il suo modo di impegnarsi in questo era appendendo un grande calendario sul

muro e scrivere una grande X rossa nelle giornate in cui scriveva una barzelletta. Da quel momento in poi è stato molto semplice: *"Non interrompere la catena."* Puoi fare lo stesso. Se pianifichi di fare pratica di yoga per 3 volte alla settimana per 2 mesi, prendi un pezzo di carta e disegna una tabella con delle caselle per ogni giorno di pratica. Alla fine di ciascuna pratica, metti una grossa X nella casella corrispondente e poi fai lo stesso alla pratica seguente. Non rompere la catena!

- **Renditi Responsabile**: Trova un compagno di responsabilità che ti aiuti a rimanere sul binario giusto. Sapere semplicemente di avere il sostegno di qualcun altro e non volerlo deludere può aiutarti a superare i momenti difficili.
- **Premiati**: Siamo programmati per cercare il piacere ed evitare il dolore. Una delle ragioni per cui alcuni giochi danno molta assuefazione è che hanno dei premi che vanno al di là del gioco, come ad esempio sbloccare un nuovo personaggio o potere. Questo concetto è conosciuto come *gamification*. Come conseguenza, vengono rilasciati ormoni del 'benessere' nel cervello, ed essi ci danno piacere. E ne vogliamo di più... Puoi usare questo a tuo vantaggio! Premiati per aver raggiunto un obiettivo. E se imposti un obiettivo a lungo termine, includi anche dei piccoli premi per aver raggiunto dei punti importanti lungo la strada. Questo invierà dei messaggi al tuo cervello, dicendogli: *"Evvai, sono fantastico, ho raggiunto qualcosa oggi!"* Il tuo cervello ti crederà e rilascerà quegli ormoni del benessere. Inoltre, sarà più semplice rimanere motivati e andare verso il

materassino la prossima volta, perché il tuo cervello anticipa il prossimo premio.

***

Si tratta esclusivamente di costanza: per approfondire la tua pratica dello yoga, hai bisogno di praticare yoga regolarmente. E il modo per farlo è rendere la tua pratica dello yoga un'abitudine. Con questi consigli e trucchi dovresti ora essere sicuro di poter incorporare lo yoga nella tua vita e di essere in grado di sviluppare una tua routine di yoga.

Dopo che lo yoga sarà diventato un'abitudine, non vorrai più tornare indietro. Ci sono così tante possibilità di approfondire la pratica, con così tanti livelli, che qui io posso solo grattare la superficie. Inizierai a renderti conto, dopo un po' di pratica, che lo yoga non riguarda solo il corpo fisico. Lo yoga unisce corpo e mente. Aggiungendo questo livello alla tua pratica, la bellezza dello yoga inizierà e dispiegarsi nella tua vita. Alla fine, lo yoga è la pratica di una vita buona e piena. Le linee guida per una vita del genere sono gli otto passi dello yoga, individuate dall'autore Patanjali.

10. Gli Otto Passi dello Yoga

"Siccome l'essere umano è parte di un tutto da noi chiamato universo... Sperimentiamo noi stessi, i nostri pensieri e sentimenti come qualcosa di separato dal resto. Una specie di delusione ottica della coscienza. Questa delusione è una specie di prigione per noi, che limita i nostri desideri personali e l'affetto per le persone più vicine a noi. Il nostro compito deve essere quello di liberarci dalla prigione ampliando il nostro circolo di compassione per abbracciare tutte le creature viventi e la natura in tutta la sua bellezza. Il vero valore di un essere umano è determinato dalla misura e dal senso in cui ha ottenuto la liberazione dal sé."

Albert Einstein

Insegnamento Chiave: *Nella sua essenza, lo yoga è un modo di vivere. Dopo un po', sarai in grado di applicare ciò che avrai imparato sul materassino alla tua vita al di fuori del materassino. Anche se lo yoga si è evoluto, gli otto passi dello yoga individuati da Patanjali migliaia di anni fa sono ancora il suo fondamento.*

Anche se lo yoga si è evoluto, da una pratica che storicamente era più concentrata sulla trascendenza della mente ad una pratica che usa posizioni per unire il corpo e la mente con il respiro, i testi classici di yoga sono ancora il centro di tutto l'insegnamento moderno dello yoga.

Gli Yoga Sutra di Patanjali, scritti migliaia di anni fa, sono considerati il testo classico principale sullo yoga.

All'inizio, descrive lo yoga come 'blocco delle fluttuazioni della mente'. Contiene un totale di 196 sutra, o aforismi, che delineano gli otto passi dello yoga. Essi sono:

1. **Yama**: restrizioni personali
2. **Niyama**: osservanze personali
3. **Asana**: posizioni yoga
4. **Pranayama**: controllo dell'energia
5. **Pratyahara**: ritiro di tutti gli stimoli sensoriali
6. **Dharana**: concentrazione
7. **Dhyana**: meditazione
8. **Samadhi**: realizzazione personale

Diamo un'occhiata a ciascuno di essi.

***

Yama

Yamas e Niyamas sono le regole etiche dello yoga e a volte ci si riferisce ad essi come i Fare e Non Fare dello yoga. Be', sono qualcosa in più di semplici regole del Fare e Non Fare: gli yama sono le cinque restrizioni personali che devono essere osservate, mentre i niyama sono le cinque cose che devono essere fatte. Sono il fondamento della vita dello yogi. Se non vengono osservati, la pratica dello yoga potrebbe rendere il tuo corpo più flessibile, ma non ti darà yoga: unione.

I cinque yamas sono:

1. **Ahimsa**: Non fare del male. Questo va oltre l'assenza di violenza fisica verso gli altri esseri. Ahimsa significa anche essere premurosi con gli altri, gentili e amichevoli.
2. **Satya**: Di' la verità. L'unica eccezione è quando questo potrebbe essere in conflitto con Ahimsa. Ad esempio, va bene non dire niente o anche dire una piccola bugia per proteggere la vita di un altro essere.
3. **Asteya**: Non rubare. Questo va oltre il furto di oggetti. Implica anche il fatto di avere rispetto verso il tempo e l'attenzione delle altre persone.
4. **Brahmacarya**: Non sprecare energia. L'energia sessuale è la più potente energia dell'essere umano, in quanto può creare la vita. Lo Yoga insegna che non deve essere sprecata. Questo non significa necessariamente una vita di astinenza sessuale. Il tantra, ad esempio, insegna all'uomo ad astenersi dall'eiaculazione e a sviluppare la capacità di un orgasmo implosivo, spostando l'energia verso un processo di sublimazione. Alle donne insegna ad astenersi da orgasmi clitoridei esplosivi e invece focalizzarsi su orgasmi implosivi. In generale, il processo è più semplice per le donne che per gli uomini. Lo yoga insegna che mantenendo questa energia creativa all'interno del corpo, essa può essere usata per altri scopi, vale a dire sulla strada degli otto passi.
5. **Aparigraha**: Non essere attaccato. Siamo legati alla ricerca del piacere a all'allontanarci dal dolore. Come

risultato, sviluppiamo legami con quei piaceri. Questi legami rallentano la crescita: è come provare a remare su una barca ancora attaccata al molo. Il personaggio di Robert de Niro l'ha spiegato bene nel film Heat del 1995: *"Non fare entrare nella tua vita niente da cui non possa sganciarti in 30 secondi netti se senti puzza di sbirri dietro l'angolo."*

***

Niyama

I Niyama sono l'altro lato della medaglia: osservanze personali, cose che devono essere fatte.

I cinque niyama sono:

1. **Sauca**: Purificazione. Sauca ha un aspetto sia esteriore che interiore. Significa mantenere il corpo pulito: lavarti, indossare vestiti puliti. Significa anche mantenersi puri all'interno, mangiando cibi sani e facendo asana per rimanere in forma. Infine, bisogna mantenere la mente pura, cosa che si può fare praticando yama e niyama.
2. **Santosha**: Appagamento. La nostra mente opera spesso come un registratore rotto, ripetendo la stessa canzone di pensieri negativi continuamente. Al contrario, coltiva l'abitudine di essere appagato a prescindere dalle circostanze esterne. Come disse il maestro Vipassana S.N. Goenka quando parlò ad un summit delle Nazioni Unite: *"Se non c'è pace nella mente della singola persona, non capisco come possa*

davvero esserci pace nel mondo." Accettando le cose come sono al momento, possiamo sperimentare la vera pace.

3. **Tapas**: Ardere, disciplina. Tapas non ha niente a che vedere con il cibo spagnolo. Significa 'ardere', scaldare il corpo con la pratica disciplinata. L'idea è che possiamo dirigere la nostra attenzione ed energia verso il raggiungimento di determinati obiettivi che ci impostiamo e quindi crescere sul cammino dello yoga. Un tapas può essere il fatto di eseguire una certa pratica un certo numero di volte, con un'intenzione specifica. Non deve per forza trattarsi di pratica asana. Come spero che a questo punto abbiate capito, lo yoga è un modo di vivere, non una semplice pratica di posizioni su un materassino. Ad esempio, un tapas potrebbe essere: *"Per 30 giorni terrò la mano di mia moglie nella mia e le dirò 'Ti amo' dal mio cuore. La mia intenzione per questo tapas è connettermi di più con lei."*

4. **Svadhyaya**: Studio di sé. Sviluppare una consapevolezza personale è parte dell'essenza di ogni pratica dello yoga. Lo si fa chiedendo a se stessi: chi sono? Riflettendo sui punti di forza e di debolezza e accettandoli entrambi, diventerai una persona più equilibrata.

5. **Isvara Pranidhana**: Arrendersi al Divino e riconoscere che tutto è connesso. Questo potrebbe essere difficile per qualcuno, perché abbiamo tutti dei background culturali e dei punti di vista diversi sulla vita. Ma alla fine questo significa che chi pratica yoga si arrende a qualcosa di più grande. Per alcuni

potrebbe essere Dio o l'Universo. Ma se hai difficoltà con questi concetti, non preoccuparti. Chiediti: qual è la verità più grande nella mia vita? potrebbe essere semplicemente il concetto di onestà. Dedica ad esso la tua pratica.

***

Asana

Asana sono le posizioni dello yoga. Vengono eseguite su un materassino da yoga.

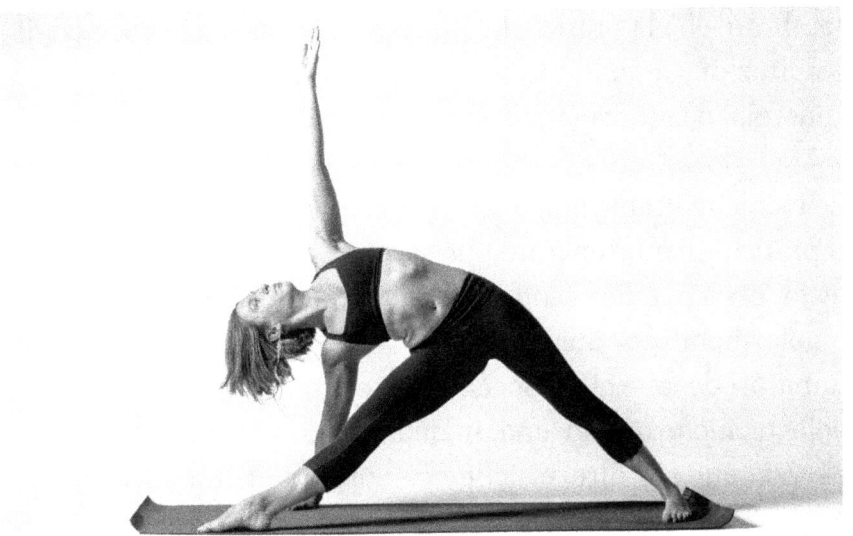

La cosa più importante nel mantenere un asana è avere la giusta consapevolezza. È più importante che sembrare un acrobata. Dovresti sentirti a tuo agio in modo che il tuo respiro rimanga rilassato e non ci sia tensione.

Lo scopo originale degli asana era quello di preparare il corpo alle lunghe sessioni di meditazione. Inoltre, gli asana aiutano a ridurre l'energia stagnante e calmano la mente. Se il corpo non è sano e flessibile, è difficile trascendere il corpo e raggiungere uno stato più profondo di meditazione. La pratica degli asana si è evoluta, tuttavia, e adesso vengono anche praticati da soli come forma di meditazione.

***

Pranayama

Prana significa energia. Anche se a prima vista potrebbe sembrare che la pratica del pranayama consista in esercizi di respirazione, quello che succede in realtà è che controlli l'energia, o la forza vitale che proviene dal respiro.

Le tecniche Pranayama sono spesso più potenti degli asana. Il praticante impreparato può sentirsi stordito o avere mal di testa. Ecco perché si consiglia di eseguire prima gli asana, regolarmente per qualche settimana, e purificare il corpo. I fumatori devono stare specialmente attenti con la pratica delle tecniche pranayama, in quanto l'improvviso aumento di energia può stordire, e alcune persone addirittura svengono.

Quando si pratica il pranayama, è meglio sedersi su un cuscino, sul materassino da yoga. Assicurati di non essere seduto vicino a bordi spigolosi come lo spigolo di un tavolo!

***

Pratyahara

I quattro passi rimanenti funzionano a stretto contatto tra loro. Pratyahara porta l'attenzione all'interno. Dharana affina il focus principale e poi quel focus viene usato per espandersi, allo stato di Dhyana, o meditare. Dhyana è la transizione finale a samadhi, che è lo stato di realizzazione personale.

Pratyahara significa ritiro da tutti gli stimoli sensoriali. Pensala così: quando sei seduto e usi le tecniche di meditazione per provare a concentrarti, quanto spesso sei distratto da suoni esterni? Una notifica telefonica, la sirena di un'ambulanza di passaggio. Se sei in uno stato di pratyahara, la tua concentrazione sarà presto così profonda che queste cose non ti distrarranno più. Finché non padroneggi il pratyahara, è consigliabile chiudere gli occhi durante la meditazione e sedere in una stanza tranquilla.

***

Dharana

Dharana significa concentrazione della mente. Ora che la tua attenzione non è disturbata perché ti sei ritirato dagli stimoli sensoriali, il prossimo obiettivo è avere un unico focus ben delineato. Anche se non parlava di meditazione, Alexander Graham Bell, l'inventore del telefono, colpì nel segno quando disse: "*Concentra tutti i tuoi pensieri sul lavoro. I raggi del sole non bruciano finché non passano attraverso una lente (il focus).*"

Su che cosa dovresti concentrarti? Questo dipende fortemente dalla tecnica di meditazione. Il miglior oggetto del tuo focus, per iniziare, è il respiro. Il respiro è sempre presente, se sei vivo. In molte tecniche di meditazione, come ad esempio il Vipassana, concentrare l'attenzione sul respiro che entra ed esce è uno strumento usato per allenare la mente a concentrarsi in preparazione a più avanzate tecniche di meditazione.

Una volta che hai imparato come concentrare la tua mente per una certa quantità di tempo, senza perdere il focus, puoi provare a sperimentare con diversi oggetti su cui concentrarti: mantra, visualizzazione o analisi del corpo.

***

Dhyana

Dhyana viene spesso tradotto come meditazione. Per evitare confusione, qui non si tratta semplicemente di sedersi in posizione meditativa e chiudere gli occhi. Questa è raramente una pratica di meditazione.

Dhyana è lo *stato* meditativo, che ingloba l'espansione controllata della mente. Praticando Pratyahara e Dharana, sei in grado di affinare il tuo focus ritirando tutti gli stimoli sensoriali e concentrando la mente su un singolo punto di focus. Nel Dhyana, usi un focus rafforzato per espandere la mente, per ampliare ancora il tuo focus. Ma questa volta è controllato.

***

Samadhi

Dhyana, alla fine, conduce a Samadhi, che è lo stato di realizzazione personale o illuminazione. Patanjali lo descrive come pura coscienza, uno stato che trascende la mente. Nessuna parola può riuscire a descrivere accuratamente questo stato. Le parole sono un prodotto della mente, ma lo stato samadhi è qualcosa che va oltre la mente. Quindi la mente non può afferrarlo.

Coloro che hanno vissuto questo stato sono in grado di descriverlo solo per metafore, in termini poetici. È come se un velo venisse sollevato e si potessero vedere chiaramente le cose come sono veramente. Samadhi viene descritto come uno stato in cui la goccia si fonde con l'oceano e riconosce che l'oceano è sempre stato dentro di lei.

***

Questi sono gli otto passi classici del cammino dello yoga.

Lo yoga comincia semplicemente con il fare un passo sul materassino, concentrando la propria attenzione ed entrando nelle prima posizione yoga. Sviluppando la tua pratica, inizierai a provare gli effetti calmanti e curativi dello yoga. Anche se ci saranno momenti positivi e negativi, la profonda sensazione di pace interiore che molti provano dopo la pratica dello yoga instilla una fame di maggiore conoscenza sugli otto passi dello yoga. Ricorda però che questi passi non sono che dita puntate alla luna: non sono la luna. La vera conoscenza e saggezza, alla fine, vengono da dentro, se hai voglia di ascoltarle.

Come hai imparato in questo capitolo, la meditazione è molto importante nella tradizione yoga. Ma come meditare? Ecco di cosa parleremo nel prossimo capitolo di questo libro.

11. Come Meditare

"Dovresti sederti e meditare per 20 minuti al giorno. A meno che tu non sia impegnato, nel qual caso dovresti sederti per un'ora."

Popolare Detto Yoga

***Insegnamento Chiave:** La meditazione è un mezzo per trasformare la mente e va di pari passo con la pratica asana. Ci sono molte tecniche di meditazione diverse. Un'ottima tecnica con cui iniziare è osservare il respiro che entra ed esce. Il respiro è sempre con te e quindi è un qualcosa di meraviglioso su cui concentrare la tua attenzione. Nonostante sia semplice in modo ingannevole, c'è molta profondità in esso, in quanto crea un ponte tra la mente subconscia e conscia e collega la mente e il corpo. Di seguito imparerai come meditare.*

Asana e meditazione sono due lati della stessa medaglia. Eseguire gli asana ti aiuta a preparare il corpo ad entrare più in profondità nella meditazione. Il focus e la consapevolezza che sviluppi durante una meditazione seduta renderanno più profonda la tua pratica asana.

***

Che Cos'è La Meditazione

La meditazione è un mezzo per trasformare la mente. Quando leggi della meditazione, essa viene spesso ridotta ad una pratica in cui ci si siede tranquilli con gli occhi chiusi, concentrandosi sul respiro e osservando i propri pensieri. Tuttavia, concentrarsi sul respiro è solo la punta dell'iceberg. La promessa dei testi classici sullo yoga è che la pratica della meditazione può, alla fine, mostrarti la natura dell'esistenza e il tuo vero Io.

Ci sono molte tecniche di meditazione. Quello che la maggior parte delle pratiche hanno in comune è:

- Un affinamento del focus che lascia fuori il resto del mondo e
- Una immobilità del corpo

Nella meditazione, conoscerai davvero la natura della mente. Una metafora comune della mente è quella di una scimmia ubriaca che salta in giro. A peggiorare le cose, è stata anche appena punta da uno scorpione! Ti suona familiare?

Meditare dopo una giornata impegnativa al lavoro può essere molto difficile. È quindi meglio meditare dopo la pratica asana. Questo rilascia la tensione e mette il corpo in equilibrio. Quindi la meditazione diventa più facile e molto più potente.

***

La Tua Prima Meditazione

Meditiamo proprio adesso!

Faremo un respiro cosciente. Un'inspirazione e un'espirazione. Non cambiare il tuo respiro, semplicemente osservalo mentre entra ed esce.

Pronto? Metti via questo libro per un momento e VAI!

Se non hai mai meditato prima: Complimenti! Hai appena fatto il primo passo sul sentiero della meditazione.

***

Come Sedersi in Meditazione

Inizia trovando uno spazio silenzioso e tranquillo. È importante non essere né disturbati né distratti.

Siedi in una posizione comoda. Puoi scegliere se sederti a gambe incrociate, con o senza cuscino. Va anche benissimo sedersi su una sedia. Che tu sia a gambe incrociate o su una sedia, in ogni caso è fondamentale che tu sia seduto dritto.

Mettiti una mano sulla testa, grosso modo dove si trova la fontanella de bambini piccoli, e l'altra mano sulla parte inferiore della tua spina dorsale.

Spingi la zona lombare leggermente in avanti. Ruota le spalle all'indietro ed espandi il petto. Un piccolo trucco per aiutarti a trovare la posizione giusta è quello di tirare un po' il mento.

Infine, immagina che qualcuno ti stia tirando verso l'alto dalla cima della testa, come se fossi una marionetta attaccata a un filo.

Adesso metti le mani sulle cosce o sulle gambe.

Cerca di mantenere questa posizione durante la pratica di meditazione.

***

Come Meditare

Ora sai come sederti in posizione da meditazione. Ma come puoi effettivamente meditare?

Se sei un principiante, ti consiglio di iniziare concentrandoti sul respiro. Più avanti potrai provare altre tecniche di meditazione. La cosa meravigliosa sul respiro è che crea un ponte tra la mente subconscia e conscia e collega il corpo e la mente. Puoi già sperimentarlo tramite la Consapevolezza del Respiro.

Ecco come puoi fare una meditazione in cui il focus è sul respiro:

Siediti in una posizione da meditazione e chiudi gli occhi.

Inizia con l'osservare il tuo respiro che entra ed esce. Puoi contare i respiri, ad esempio contando fino a dieci e poi fino a zero. Tuttavia, no provare a controllare o cambiare la respirazione. Osserva semplicemente il modo in cui il respiro entra ed esce in maniera naturale.

Non è insolito, quando inizi a seguire il respiro, che i pensieri ti passino per la mente. Va bene, considerali amici. Permetti loro, semplicemente, di andare e venire come nuvole che passano nel cielo vasto.

Ogni volta che noti che la tua attenzione si è dispersa, riportala sul respiro. Non arrabbiarti: invece, sii giocoso di questo momento di consapevolezza in cui sei stato in grado di controllare la tua mente. È la natura della mente, quella di vagare! Cerca sempre qualcosa di nuovo e la meditazione è nuova per la tua mente scimmiesca. Ogni volta che noti che la tua mente sta vagando da sola, riporta delicatamente la tua attenzione sul respiro. In questo modo, il respiro di aiuta ad ancorare la tua attenzione sul momento presente.

Continua ad osservare il respiro che entra ed esce.

Quando finisci di meditare, non alzarti subito. Permetti a te stesso di rimanere con gli occhi chiusi per un po', ad osservare gli effetti della pratica della meditazione.

***

Quando Meditare

Puoi meditare ovunque e in ogni momento. Tuttavia, alcune circostanze sono migliori di altre.

Sarebbe meglio meditare di mattina o di sera prima di

andare a letto. In questi momenti c'è più tranquillità, sia all'esterno che dentro la tua mente.

Inoltre, non mangiare pizza prima della meditazione. La meditazione è più difficile dopo aver mangiato un pasto pesante, o dopo aver bevuto il terzo caffè della giornata.

***

Quanto Spesso e Per Quanto Tempo Dovresti Meditare

Rendi la meditazione un'abitudine. È meglio meditare per 10 minuti al giorno piuttosto che per 1 ora ogni 2 settimane. Se non hai mai meditato prima, inizia con un paio di minuti.

Se hai abbastanza tempo, prova a meditare per periodi di tempo più lunghi. Spesso la mente ha bisogno di un po' di tempo per srotolarsi e la meditazione funzionerà molto più profondamente se ti siedi per 30 minuti o anche più a lungo.

Se vuoi meditare per un periodo di tempo determinato, ad esempio 30 minuti, ti suggerisco di usare un timer che emetta un suono delicato quando ti riporta indietro.

***

Strumenti Utili

Se sei un principiante nella pratica della meditazione, concentrarsi potrebbe essere difficile.

Ci sono ottime app che possono guidare i tuoi primi passi sul sentiero della meditazione. 'Headspace' è una delle più popolari. Un'altra ottima app di meditazione è chiamata 'Calm'.

Se vuoi davvero sperimentare una meditazione profonda, ti consiglio di fare un ritiro meditativo. Ci sono ad esempio ritiri di 10 giorni in cui gli stimoli esterni vengono eliminati dalla tua vita. Tutti stanno in silenzio, non ci sono TV né internet, non ti è permesso scrivere e neanche leggere un libro. Solo meditazione, per 10-11 ore al giorno. Pare intenso, e lo è, ma ti consiglio caldamente di provarci almeno una volta.

***

Questi sono i fondamenti della meditazione. Ti invito a iniziare a praticarla in modo da provarne su di te i benefici!

In più, ecco qui per te qualcosa su cui potrai meditare. Un maestro spirituale una volta mi disse: *"Fai l'opposto di tutto ciò che ti dico."* Quindi non l'ho fatto...

12. BONUS: Script di Rilassamento Guidato

Nella mia esperienza ho visto che si può approfondire la Posizione del Cadavere grazie al rilassamento guidato. Questo è il motivo per cui ho inserito un BONUS gratuito per te: il mio script per un rilassamento guidato. È proprio qui sotto.

Sentiti libero di modificarlo in ogni modo che ti sembri utile. Se lo registri sul telefono proprio ADESSO, potrai entrare in un profondo stato di rilassamento sotto la guida della tua stessa voce in soli 10 minuti da ora!

***

Script Rilassamento Guidato

Benvenuto a questo profondo rilassamento guidato.

Ti guiderò in un profondo stato di rilassamento, dove sperimenterai tranquillità, una meravigliosa immobilità e pace delle mente. Non devi fare nulla, solo rilassarti e concedere a te stesso questo momento. Lo scopo di questo rilassamento è di rilassare profondamente il tuo corpo e allo stesso tempo di farti rimanere cosciente. Se in qualunque momento di questo rilassamento dovessi addormentarti, va bene. Non giudicarti per questo. Con il tempo sarai in grado di rimanere cosciente più a lungo, finché non rimarrai cosciente durante tutto il rilassamento guidato.

Sdraiati sulla schiena, in un posto in cui non puoi essere disturbato. Metti le braccia lungo i fianchi e chiudi gli occhi. Prenditi un momento per regolare la tua postura abbassando le spalle e allontanandole dalle orecchie, mettendo le braccia a qualche centimetro di distanza dai fianchi. Separa le gambe divaricandole alla larghezza delle anche. Centra la testa e porta molto leggermente il mento in basso verso il petto, per allungare la parte posteriore del collo.

Datti tempo per sistemarti. Senti gradualmente il tuo corpo che diventa morbido, pesante... Raggiungi un rilassamento globale di tutti i gruppi muscolari... Nota la condizione di abbandono della tua struttura fisica per terra... Preparati al processo di rilassamento graduale in cui ti concentrerai sulla percezione di vibrazioni molto sottili, leggermente calde e sulla perdita di sensibilità dei contorni del corpo a livello delle aree rilassate.

Primo, proietta la tua mente sulla punta della gamba sinistra. Dal basso verso l'alto, inizia il processo graduale di rilassamento... Nota ora il rilassamento generale della gamba sinistra... Cerca di percepire la differenza tra la gamba sinistra rilassata e la gamba destra non ancora rilassata... Proietta la tua mente sulla punta della gamba destra. Continua il processo graduale di rilassamento dal basso verso l'alto... Nota ora il rilassamento generale della gamba destra.

Proietta la tua mente sulla punta del braccio sinistro. Continua il processo graduale di rilassamento dal basso verso l'alto...Nota ora il rilassamento generale del braccio sinistro...Proietta la tua mente sulla punta del braccio destro. Continua il processo graduale di rilassamento dal basso verso l'alto...Nota ora il rilassamento generale del braccio destro... Senti il rilassamento globale dei quattro arti...

Proietta la tua mente sulla zona pelvica. Rilassa i muscoli delle natiche dal basso verso l'alto... Rilassa i muscoli pelvici... Rilassa i muscoli addominali dal basso verso l'alto... Rilassa i muscoli della schiena dal basso verso l'alto... Rilassa i muscoli del petto e delle spalle... Rilassa i muscoli del collo e della gola...Senti un rilassamento globale dei muscoli del viso... Ora vai nei dettagli: rilassa i muscoli del mento, le labbra e la lingua... rilassa i muscoli della mascella e le guance...Rilassa i muscoli delle palpebre e dei bulbi oculari... Rilassa i muscoli delle sopracciglia, della fronte, delle tempie e della punta della testa.

Nota ora il rilassamento generale del tuo corpo, una condizione di libertà mentale, fluttuante...Nota la generale perdita di sensazioni dei contorni del corpo... un'espansione della tua coscienza nella vastità, nell'infinito. Nota una sensazione di profonda calma interiore, di equilibrio interiore, di sicurezza in te stesso e di armonia interiore...

Concludi ora con un pensiero riconoscente per te stesso, per aver trovato il tempo di fare un passo indietro e rilassare corpo e mente.

Torna al tuo corpo fisico...Nota una sensazione di maggiore energia interiore, forza, vitalità e forza di volontà...Torna di più al tuo corpo fisico. Fai quello che ti fa sentire bene in questo momento... Potresti desiderare di mantenere la posizione di rilassamento un po' più a lungo.

Quando sei pronto a tornare indietro e riprendi la tua giornata, fai qualche respiro profondo. Muovi leggermente le dita di mani e piedi... Allungati bene...

Quando sei pronto, apri gli occhi.

Questo conclude il rilassamento guidato.

Charice Kiernan
charicekiernan.com

Conclusione

Grazie ancora per aver letto questo libro!

Spero che tu abbia imparato un sacco sullo yoga e sul sentirti a tuo agio – ed eccitato! – nell'iniziare a praticare yoga e a sperimentare i molti benefici per la tua salute.

Leggendo questo libro hai imparato:

- Che cos'è lo Yoga
- I Benefici dello Yoga per la Salute
- Come eseguire una Posizione yoga
- 10 posizioni yoga per principianti
- 10 posizioni yoga avanzate
- 10 posizioni yoga per esperti
- Consapevolezza del Respiro e Posizione del Cadavere, che sono i Fondamenti della pratica dello yoga
- Come Rendere lo Yoga un'Abitudine
- Gli otto passi dello yoga
- Come Meditare
- E un bonus, puoi usare lo Script per il Rilassamento Guidato per guidare te stesso attraverso la Posizione del Cadavere (Shavasana)

Il prossimo passo consiste nell'applicare quello che hai imparato e iniziare a praticare lo yoga. Questo può essere un processo difficile, a volte. Abbiamo tutti i nostri momenti di debolezza, in cui guardare la TV o mangiare ciambelle è spesso molto più allettante che andare sul materassino. Fai un passo alla volta e non colpevolizzarti se finisci temporaneamente fuori strada. Nessuno è perfetto! Continua a lavorare sul rendere lo yoga un'abitudine nella tua vita. Il successo è semplicemente questione di rialzarsi quando si cade.

Ti auguro il miglior successo nel tuo viaggio nello yoga e spero che inizierai presto a goderti gli incredibili benefici per la salute che lo yoga ha da offrire.

***

Infine, se questo libro ti è piaciuto, vorrei chiederti un favore. Saresti così gentile da condividere i tuoi pensieri e pubblicare una recensione di questo libro?

La tua voce è importante affinché questo libro raggiunga il maggior numero di persone possibile. Più recensioni riceve questo libro, più persone saranno in grado di trovarlo e godersi gli incredibili benefici dello yoga per la salute.

Grazie ancora per aver comprato questo libro e buona fortuna con la tua pratica dello yoga!

Notes

1. http://bit.ly/2gLOg25
2. http://bit.ly/2pqNSbZ
3. Idem
4. http://bit.ly/2pqK22x
5. http://bit.ly/2qNopyq
6. http://bit.ly/2qlYkX8

www.ingramcontent.com/pod-product-compliance
Lightning Source LLC
LaVergne TN
LVHW021333080526
838202LV00003B/153